ちくま新書

医療ケアを問いなおす

——患者をトータルにみることの現象学

榊原哲也
Sakakibara Tetsuya

医療ケアを問いなおす――患者をトータルにみることの現象学【目次】

はじめに

私たちは、ひとたびこの世に生まれたからには、病気を避けて通ることができない。むろん、幸いにも大病を患わずに生を全うする人もいるかもしれない。しかし一生のあいだに何の病気にも罹らずに亡くなる人はほとんどいないだろう。

わが国の社会は高齢化の道を突き進んでいる。平成二九年版高齢社会白書（内閣府）によれば、わが国の六五歳以上の高齢者人口は、二〇一六年一〇月一日現在で三四五九万人に達し、総人口に占める高齢者の割合（高齢化率）はすでに二七・三％、国民の四人に一人以上が六五歳以上の高齢者である。しかしさらに、「団塊の世代」が七五歳以上となる二〇二五年には高齢者人口は三六七七万人となり、高齢化率は三〇・〇％、国民の約三人に一人が六五歳以上の高齢者である未曾有の超高齢社会を迎えると見込まれている。

一般に、人は高齢になればなるほど、病気に罹りやすくなる。社会の高齢化は、国民の医療や介護の需要の増大を意味するのである。このため、厚生労働省では、団塊の世代

（約八〇〇万人）が七五歳以上となる二〇二五年を目途に、「高齢者の尊厳の保持と自立生活の支援の目的のもとで、可能な限り住み慣れた地域で、自分らしい暮らしを人生の最期まで続けることができるよう、地域の包括的な支援・サービス提供体制（地域包括ケアシステム）の構築を推進」しようとしている。

むろん、病気に罹るのは高齢者だけではない。しかし、超高齢社会を迎え、病気を患う高齢者の増大が見込まれるわが国においては、今後、病気を患う多くの人々を、病院などの医療施設だけでケアすることは不可能である。まさに、病気を患う多くの人々を、地域全体で支えてケアしていく「地域包括ケア」システムの構築が不可避の課題であるわけである。

このことは、わが国の社会全体が、「地域ケア社会」へと移行していくことを要請されている、ということを意味する。とすれば、この「地域包括ケア」システムの構築、「地域ケア社会」への移行という課題は、病院などの医療従事者のみならず、地域ケアにかかわるすべての人々、いや地域社会に暮らすすべての人々に関わる大きな課題であると言っても過言ではないはずである。

†本書の視点——現象学

そのために私たちは今後、何をどうしたらよいのだろうか。医療や介護のシステム、そしてそれらを支える法や経済、社会のシステムの整備・拡充が重要であることは、言うまでもない。そうした方面での考察は、すでにこれまでにも少なからずなされているし、ちくま新書の本シリーズ「ケアを考える」でも今後なされていくことだろう。けれども本書ではそれらとは少し別の視点から、病気を患う人のケアについて考えてみたい。それは、そもそも病いを患うとはどういうことか、病いを患う人をケアするとはどういうことなのかを、「現象学」という哲学の視点からあらためて考えてみる、というアプローチである。

現象学は、二〇世紀初頭にドイツ系の哲学者フッサールによって創始され、ドイツの哲学者ハイデガーやフランスの哲学者メルロ゠ポンティらに受け継がれて、現代哲学や現代思想のみならず、社会学や宗教学、人類学などの諸学問にも大きな影響を及ぼした現代哲学の一大潮流である。看護学においても、一九七〇年代からアメリカで、また一九九〇年代以降、わが国においても現象学への関心が高まり、現在、看護研究や看護実践の分野で、現象学の知見や方法に基づいた「現象学的研究」や「現象学的アプローチ」がさまざまな形で盛んに試みられている。

現象学を専門とする哲学研究者である私も、そうした流れのなかで、これまで「ケアの現象学」に関する科学研究費補助金による研究プロジェクトを、現象学や看護学の研究者たちと、数年にわたって遂行してきた。さらにこの活動を受けて二〇一六年からは、医師も研究メンバーに加え、これから必要性が増大すると見込まれる地域医療・在宅医療に焦点を絞った「医療現象学の新たな構築」という科研費プロジェクトを行っている。本書はそうした背景のもと、現象学という哲学の視点から、そもそも病いを患うとはどういうことか、病いを患う人をケアするとはどういうことなのかを、あらためて見つめ直し、そのことを通じて「医療ケア」を問いなおそうとする一つの試みである。

†患者を一人の人間としてトータルに〈みる〉

そこで、本書には「医療ケアを問いなおす」というタイトルをつけたが、本書の試みの特徴を明示するために、「患者をトータルにみることの現象学」という副題を添えることにした。この副題を選んだ理由は二つある。一つは、本書で明らかになるように、「病いを患う」ことは、たんに身体的な疾患に罹ることではなく、心理面を含め、心身の全体にわたるトータルな経験であるため、たんに病体を診るだけでなく、患者の心身をトータルにみてケアしなければ、「病いを患う人をケアする」ことにはならず、十分な医療ケアにはならないと考えた、ということである。「患者の心身をトータルにみる」というときの〈みる〉は、「診る」だけでなく、「見る」「観る」「看る」なども含みこんでおり、「みる」

とひらがなで表記するしかない。いずれにせよ、「病いを患うとはどういうことか」、「病いを患う人をケアするとはどういうことか」を改めて見つめ直すことで、「医療ケア」を問いなおそうとする本書は、必然的に「患者をトータルに〈みる〉」とはどういうことかを考えることになると思われたのである。

この副題を添えたもう一つの理由は、これからわが国において展開が見込まれる地域医療・在宅医療においては、患者を特定の疾患をもつ患者として診るだけでなく、その患者の日常生活での様子（たとえば、どのような構造の家に住み、日常どのような生活をし、家族や地域の人びととどのようなつながりをもっているのか等々）も含め、トータルに〈みる〉ことがきわめて重要になってくると考えたからである。

私は、ある病棟勤務の医師が、患者の退院直後にその患者の自宅を訪れるのに同行した経験があるが、そのときこの医師が、自宅での患者の表情が入院中とは全く違って生き生きしているのに驚いた、自宅に伺って初めて、その患者の視点からその人の生活が見えてきた、と言っていたことが強く印象に残っている。本論で述べるように、医学という学問そのものは、患者を一人の人間としてというよりは、一個の人体として、しかも人体に生じた医学的疾患にのみ注目して診る傾向を本質的にもっているのであるが、たとえ医師や看護師が患者を一人の人間として、身体だけでなく心理面も含めて〈みる〉ことに努めたとしても、病院の病棟や外来で患者に接するだけでは、患者が日常どのような生活を送っているかも含めて、その患者をトータルに〈みる〉ことは難しい。しかし、地域包括ケアが今後進められていくわが国では、地域や在宅において患者をトータルにみる目が、以前よりも一層重要になるだろう。

以上からすれば、「患者をトータルにみる」ということには、患者の身体だけでなく心理面も含めてトータルに捉えるということと、患者を日常生活のさまざまな文脈のなかで具体的に捉えるということの少なくとも二つが含まれていることになろう。しかし、それは具体的にはどういうことなのか。どのような点に着目すれば、これらの意味で患者をトータルにみることになるのだろうか。このことを、現象学という哲学の視点から根本的に考え、「医療ケア」を見つめ直してみようというのが、本書のねらいである。

†本書の構成

本書の構成について、述べておこう。

本書は、現象学という哲学の視点から、患者をトータルにみるとはどういうことかを考え、医療ケアを問いなおそうとするのであるから、まず、「現象学」とはどのような哲学かを、本書での考察に必要な限りで明らかにすることが、本書の最初の課題となる。

しかし、本書の読者の多くは、哲学の専門家ではなく、医療や介護に従事されている方々、地域ケアに関わっている方々だと想定されるので、いきなり哲学としての「現象学」を紹介するのは適切なやり方ではないだろう。そこで、まず第一章では、「疾患」と「病い」という、医療人類学や看護学でしばしば用いられる区別に言及することから始めて、現象学への導入を図ることにしたい。

この区別によれば、「疾患」は観察や数量的な検査データをもとに医学によって捉えられるが、「病い」は「疾患」を各々の患者がどのような意味合いで経験しているかという「意味」経験なので、数量的なデータにはならず、したがって医学の方法論によっては捉えられない。しかし、意味経験としての病いをも受けとめなければ、患者をケアしたことにはならない。実は、「病い」のみならず、私たちのさまざまな「意味経験」に注目し、それがどのような構造をもち、どのような成り立ち方をしているのかを明らかにするのが「現象学」という哲学の特徴である。したがって、「現象学」という哲学は、患者の「病い」を理解するための視点や方法を提供してくれることが期待されるのである。

これを受けて第二章では、「現象学」という哲学について、とりわけ創始者であるフッサールの思想と、フッサール現象学を受け継ぎ独自の仕方で展開させたハイデガーとメルロ＝ポンティの思想について、本書の考察に必要な限りで解説を行う。この章での論述は、

第三章以下で述べられる具体的なことがらの、理論的なベースとなるものだが、難しいと感じられるようであれば、読み飛ばしていただいても構わない。理論的なベースはともかく、現象学的な考察の成果を実践に活かしたいということであれば、第三章以下を読んでいただくだけでも十分だと思う。逆に、これから「現象学」という哲学をベースにケアについて考察や研究を行いたいと考えておられる読者にとっては、この章の解説は——ケアに関心をもつ方々向けの現象学の良き入門書が存在しない現状のなかでは——、「現象学」という哲学への良き道案内になることと思う。

第三章では、主として、フッサール現象学をベースにして書かれたトゥームズの『病いの意味』を手がかりにし、医学という学問の見方と患者の日常の見方との違い、ずれについて現象学的な視点から論じてみたい。それは、第一章で取り上げる「疾患」と「病い」の区別を、疾患を診る見方と「病い」を経験する仕方の相違として、改めて現象学的に明らかにすることを意味するのだが、そうした考察を通じて、医学的な見方だけでは見えてこない、患者が経験している病いの意味を理解することが、患者をトータルにみることに繋がることを示したいと思う。

トゥームズは、患者が経験している病いの意味を理解するためには、患者の語りに耳を傾けることが重要だと述べる。それはその通りだと思う。しかし私はその際、さらにいくつかの視点をもつことが、病いの経験の理解には有効だと考えている。それでは、患者の病いの意味を理解するために有効な視点とは、具体的にどのようなものだろうか。第四章では、アメリカで主としてハイデガーとメルロ＝ポンティの現象学に基づいて洗練された現象学的看護理論を展開しているベナーが、ルーベルとの共著『現象学的人間論と看護』において「現象学的人間観」として提示していることがらを参照しながら、患者をトータルにみるためのいくつかの視点について、具体例も交えながら論じてみたい。

最終第五章では、ベナーらが看護の目指す目標として掲げている「安らぎ」としての健康の概念を手がかりにして、患者をトータルにみることこそが「安らぎ」の実現につながることを明らかにしたうえで、患者をトータルにみることが、患者も医療者も、ともに人間であり傷つきやすい仲間であることの自覚をも促すこと、そしてこの自覚こそが、患者に向き合い寄り添う医療ケアを可能にすること、さらに患者に向き合い寄り添う医療ケアが、医療者の安らぎにも繋がることを示したいと思う。

†一個の人間を理解するために

以上のように、本書は「患者をトータルにみる」ということを現象学的に明らかにすることを通じて、「医療ケア」を問いなおす試みである。しかし、患者をトータルにみるための視点として本書で詳論される「現象学的人間観」は、患者観ではなく「人間観」であるかぎり、患者だけに当てはまるものではなく、患者の家族や、医師、看護師などの医療者、地域ケアに関わる多くの方々にも当てはまるものであり、さらに一般に、私たちの誰にも当てはまるものである。したがって、そもそも一個の人間をトータルに捉え、理解するとはどういうことなのかに関心がある方々にも、ぜひ本書を手に取っていただきたいと私はひそかに願っている。

第一章

疾患と病い

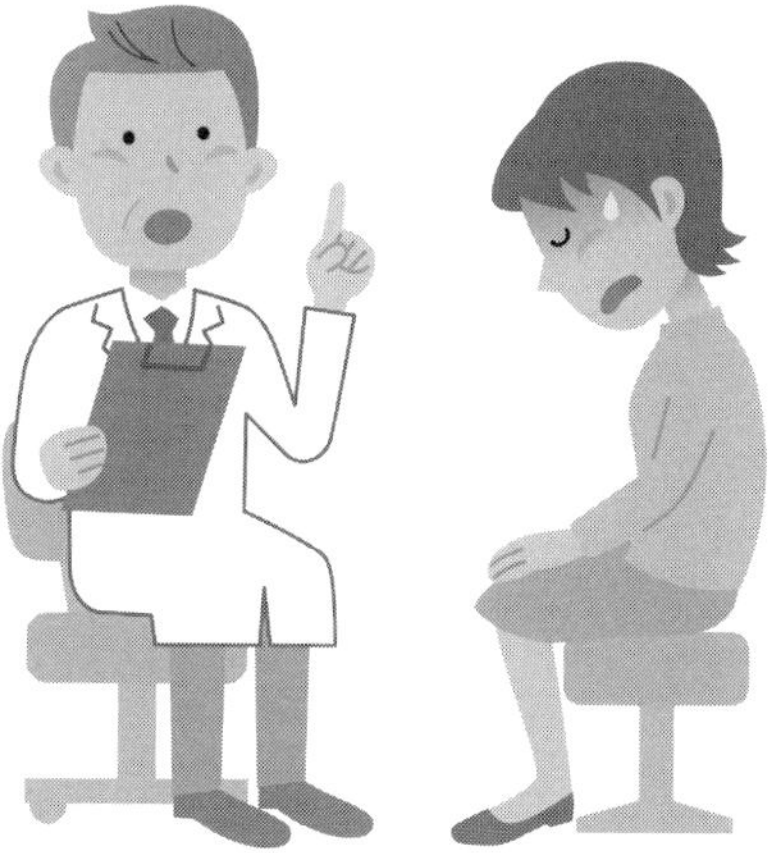

†ある患者の事例から

私が以前出会った末期腎不全患者の話から始めよう。この方は、高齢の物作りの職人であったが、末期腎不全と診断され、人工透析を受けていた。正式には血液透析（ＨＤ）と呼ばれるその療法は、週三回、一回四〜五時間程度、病院の透析室に通って透析を受けるものであったが、この方は、透析のために十分な時間がとれなくなり、また手の感覚も鈍ってしまって、仕事でもあり生きがいでもある物作りが思うようにできず、とても辛いと言って、別の病院から転院されてきたのである。

医学的には、種々の検査データに基づいて「末期腎不全」と診断され、治療もされていたが、この方にとっては、「末期腎不全」というこの疾患は、透析に時間を取られ、手の感覚も鈍って、仕事であり生きがいでもある物作りが思うようにできない、とても辛い病いであった。この辛さは、この方にとって物作りが仕事であり生きがいでもある一番大切なものであったがゆえに、この方が経験していた辛さであり、末期腎不全患者であれば誰もが同じ辛さを経験するわけではない。彼の願いは、ともかくも自分の好きな物作りが最期まで続けられることであった。それ以外には何も望まないとも彼は語っていた。

「末期腎不全」という疾患は、検査による種々の数的データによって客観的に特定され、医学的に診断される。しかし、この方の病いの辛さは、彼が物作りの職人であり、物作りが生きがいでもある一番大事なものであるがゆえの、一般的なものとしては捉えることのできない彼固有の辛さであって、しかもそれは、客観的な数的データとして表現されるようなものではない。したがって、検査データの数値だけを見ていたのでは、彼に特有の病いの辛さは到底理解できない。しかし、この病いの辛さを受けとめたうえでなければ、彼にとって効果的な治療も、彼のためのより良いケアもできないことは、少しでも医療に携わった方であれば、よくご存じのことであろう。

幸い、この方は、自分の好きな物作りを最期までしたい、それ以外には何も望まない、という願いが、転院先の新たな病院の医師や看護師たちに受けとめられ、医学的にも可能だとして、腹膜透析（PD）に療法が変更された。この療法は、自宅で就寝中に透析ができ、通院も月一～二回で済み、日常生活の自由度が増す療法だが、腹部に挿入されるカテーテルの出口部の衛生面の管理や、自宅での透析機器の操作、それに日々の食事における塩分制限などの自己管理が十分に行われないと成り立たない療法であるため、わが国ではまだあまり普及していない。けれども、医療スタッフたちは、彼の病いと願いを受けとめ、自宅での十分な自己管理ができるよう、ご本人のみならずご家族ともよく話し合い、ケアマネージャーや透析機器メーカーの方たちも巻き込んで、自宅での機器操作の技術指導なども行った。こうして多くの方々が支えることで、この方は腹膜透析をしつつ、最期まで自宅近くの工房で好きな物作りをしながら命を全うされた。この事例は、高齢化が進み、地域包括ケアの必要性が叫ばれるなかにあって、患者の病いの経験と願いに向き合い、寄り添った、医療ケアの目指すべき一つの姿ではないかと思われる。

†疾患と病いの区別

医療人類学や看護学では、私たちが一般に「病気」と呼んでいるものを、しばしば「疾患（disease）」と「病い（illness）」とに区別する。この区別はもともと、アメリカの精神科医で医療人類学者でもあるアーサー・クラインマン（Arthur Kleinman, 1941–）が『病いの語り』で用いて一躍知られるところとなったものだが、同じくアメリカで現象学をベースにした優れた看護理論を展開しているパトリシア・ベナー（Patricia Benner, 1942–）は、ルーベルとの共著『現象学的人間論と看護』において、クラインマンらの区別を受けて、これら二つを次のように定義している。

疾患＝細胞・組織・器官レヴェルでの失調の現われ
病い＝能力の喪失や機能不全をめぐる人間的経験（human experience）

(『現象学的人間論と看護』ix、一〇頁〔原著xii、八頁〕)

「疾患」は、「細胞・組織・器官レヴェルでの失調の現われ」であるから、身体の細胞、組織、器官に関する医学的検査によって数量的データを通じて認識され、そのデータに基づいて医学的に特定されるもの――すなわち診断名が表している身体の病的状態――と捉えておおよそ間違いはないと思われる。

これに対して「病い」のほうは、「能力の喪失や機能不全をめぐる人間的経験」であり、その「疾患」を当の患者がどのような意味合いで経験しているか、という「意味(meaning)」を帯びた「生きられた経験(lived experience)」であるから、身体に関する医学的な検査を通じて数量的データによって捉えられるようなものではない。「病い」は、たとえば大事にしていた計画が危機に瀕したり頓挫してしまったり、あるいは人間関係がかき乱されてしまったりといった仕方で表現するしかないような、疾患によって患者に生じた特定の意味を帯びた経験なのである。

「疾患」と「病い」というこの区別を踏まえると、先の物作りの職人の場合、「末期腎不全」という「疾患」が、「透析のために十分な時間がとれなくなり、また手の感覚も鈍ってしまって、仕事であり生きがいでもある物作りが思うようにできず、とても辛い」「病い」として経験されていたということになるだろう。実は私たちは前項でもすでに、この区別をいくらか先取りして叙述を行っていた。ベナーらは、「病いのもつ意味を理解すること」で看護師は治療を容易にし、患者の回復を早めることができるし、治療の手立てがない場合でも、「患者とその生活にとって病いがいかなる意味をもっているかを理解すること」は、癒しの一形態だと述べているが、先の物作りの職人の場合も、「疾患」のみならず、彼の「病い」の意味をも受けとめた転院先の医療スタッフが、最期まで仕事であり生きがいでもある物作りがしたいという彼の願いに寄り添うように治療と医療ケアを行ったのだと言えるだろう。

†疾患と病いの関係

疾患と病いとがどのような関係にあるかについて、もう少し考えてみたい。たとえば、同じ癌という「疾患」にかかったとしても、まだ年若く子供も小さく働き盛りの人と、すでに子が成長し自分自身もリタイアしている老人とでは、癌宣告が異なった意味を帯びて経験されるであろうことは、容易に想像される。ということは、同じ癌という「疾患」にかかったとしても、それによる「病い」の経験は、その人が人生のどの段階にいるのか、どのような家庭的・社会的状況に置かれているのか、さらにその人がこれまでどのような経験を経て、今何を大事にしているのか等によって個々に異なりうる。しかも、意味経験としての「病い」が数量的に捉えられないのと同様に、この違いも数量的に捉えることはできないのである。

それだけではない。人は何らかの「疾患」にかかっていながら、それを「病い」として経験していないことがありうる。たとえば、健康診断などで「疾患」が発見されても、日常生活に支障がなく、自分が大事にしていることが問題なくできていれば、人はたいていそれを「病い」として経験しない。したがって病院で診療を受けたりはしないのである。

しかし逆に、「疾患」を治療すれば自動的に「病い」が消滅するというわけでもない。重篤な癌に罹患した場合など、幸い疾患が完全寛解してもその後「病い」経験が長く残り続ける場合がありうることは、しばしば指摘されるところである。したがって、疾患と病いとは、コインの表裏のように、一方に伴って必ず他方も生じるような関係になっているわけではないのである。

また、「病い」が意味経験であるからと言って、それを単なる心理的なものと捉えることもできない。先の物作りの職人は、「手の感覚が鈍って、物作りが思うようにできず、とても辛い」病いの経験をしていた。それは、たんなる心理的経験ではなく、まさに身体と心の両面にわたるトータルな人間的経験、心身の統合である人間によって生きられている経験なのである。

†「病い」の経験を受けとめる

とすれば、患者をトータルにみて、ケアするためには、患者の病い経験を受けとめ、理解することが重要であることになろう。医師の多くは、検査によって得られた身体に関する数量的データをもとに「疾患」を特定して診断を下し、完治を目指して治療を行おうとする。しかし、看護の営みにおいては、「疾患」のみならず、患者の「病い」の経験をも受け止めなければ、十分なケアが成り立たないことは、現場の看護師であれば、日々の営みの中で身をもって感じていることだろう。先に触れたベナーらも、疾患によって生じた身体と心の両面にわたるトータルな意味経験としての、この「病い」経験に照準を定め、あくまで「病い」経験とのかかわりにおいて「疾患」を捉え、患者をケアしていくのが「看護」だ、と述べている。「疾患」に関する医学的知識がなければ、看護ケアにはならない。しかし、「疾患」だけに目を向けていては、患者をケアしたことにはならない。「疾患」を把握するとともに、「病い」の経験にも目を向け、そこに関心を寄せてこそ、看護ケアは看護ケアとして成り立つのである。これはしかし、看護のみならず、患者をトータルにみて行う医療ケア全般に言えることであろう。

「病い」の経験が、心身の統合である私たち人間が「疾患」によって生き抜くことになる身体と心の両面にわたるトータルな経験だとすれば、身体の「疾患」のみに注目して診断と治療を行う医学は、ある特別な、限定されたものの見方をしていることになる。私たちが普通、病気を「病い」として経験するのに、もしも医師を中心とする医療者が病気を身体の「疾患」としてのみ捉えるとすれば、そこには病気をめぐって医療者と患者との間に理解のずれが生じる。「疾患」を把握するとともに「病い」経験にも関心を寄せ、患者をトータルにみて対処する医療ケアの営みがどうあるべきかを際立たせるためには、「疾患」を捉える医学的なものの見方の特徴を、もう少し立ち入って押さえておくことが必要である。

†「疾患」を捉える医学の見方

現代の西洋医学は近代ヨーロッパに成立した自然科学に基づくものだが、自然科学はおおよそ、自然現象そのものの変化を「諸事物に共通する計量可能な因子を用いて記述する」、そのような方法に基づいていると言ってよい。「計量可能な因子」とは、たとえば物理学でいえば、距離、時間、質量、温度、体積等の「物理量」である。自然科学としての物理学は、計測されたこれらの数値を用いて、たとえば物体の落下という自然現象を、時間と落下距離という二つの物理量の間の y = f (x) という関数の形に表し、これを「自然法則」として捉えるわけである。

社会科学においても、計測、計量されたデータを重視し、数学的統計的な処理によって社会現象をとらえようとする立場が有力である。いわゆる「量的研究」の立場であり、看護学における「量的研究」も実はこうした立場に基づいているのだが、先の自然科学にも社会科学の量的研究にも総じて言えることは、それらが、いわゆる「実証主義(positivism)」の思想に支えられている、ということである。「実証主義」とは、一九世紀前半にフランスで活躍した哲学者であり社会学の創始者でもあるコント(Auguste Comte, 1798-1857)に由来する語であるが、ここではごくシンプルに、〈観察・計測・統計によって実際に得られ、検証が可能な数量的知識こそ真に科学的で客観的な知識だ〉とする立場だと理解しておこう。

医療や看護の世界において、「科学的根拠に基づいた医療(evidence-based medicine: EBM)」や「科学的根拠に基づいた看護(evidence-based nursing: EBN)」など、「エビデンス」の重視ということが叫ばれて久しいが、この「エビデンス」も、主として診察や検査や統計によって得られた実証的な数量的データである。医療や看護もこのような検証可能な数量的データに基づいてこそ、真に科学的に「疾患」を捉えることができ、「科学的根拠に基づいた」医療や看護になることができるのであり、それによってこそ、客観性（誰にとっても同じであること）と一般性・普遍性（条件さえ同じに設定すれば、いつどこでも再現可能であること）が確保されると考えられているわけである。

無論、このことはもっともなことがらであって、否定されるべきものではない。数量的に捉えられるデータは疾患を特定し診断するのに極めて重要かつ不可欠なものであり、こうしたエビデンスがもし欠けていたら、医療ケアはいわゆる「主観的な」思い込みに基づく危うく怪しいものになってしまうだろう。けれどもここで問わなければならないのは、このような自然科学的（医学的）方法だけで、患者をトータルにみることができるのかどうか、十分な医療ケアができるのかどうか、ということである。

†病いの意味／死生の意味

私たちは日常、さまざまな物事を経験し、さまざまな人々に出会っているが、それらはそのつど種々の意味合いを帯びて、経験されたり出会われたりしている。例えば二度目の妊娠は、初めての妊娠とは異なった意味合いで経験されるだろうし、看護師の患者理解も、その患者に接するたびごとに、深められたり変化したりしていくことだろう。またすでに触れたように、二人の人が癌宣告を受けた場合、その受けとめ方、意味合いは、各人のものの見方やそれまでの経験、その人の置かれた状況等に応じて異なりうるだろうし、複数の看護師が同じ患者を理解しようとする場合も、その理解は看護師各々のものの見方やそれまでの経験に応じて微妙な異なりを見せることだろう。

個々の出来事や人々だけではない。私たちが自分の人生を振り返ったり、やがて来る死に思いを致したりするときにも、自分の生や死は、そのつど種々の意味を帯びて、物語られることだろう。

ここで言われている「意味」とは、国語辞典を引けば見出されるような言葉の意味ではない。むしろ、物事を経験したり人々に出会ったりしたときなどに経験されるある種の方向性のことである。より具体的には、ある方向を示されたり（例：重い疾患から奇跡的に回復してこれまでの生き方を見直した／あの人に出会って、これからの人生の方向が定まった）、ある方向へ促されたり（例：苦しそうにうずくまっている老人を見て、思わず手を差し伸べた）、ある方向への動きが促進されたり（例：本書の内容は自分の仕事にとって意味があった）、逆に妨げられたり（例：重い疾患によって、趣味であり生きがいでもある海外旅行に行けなくなった）、方向がまったく見失われたりする（例：あなたが何を言いたいのか意味が分からない／故郷が津波に襲われ、そのあまりに悲惨な光景を前に、立ち竦むしかなかった）、そのような方向性である。これらは、例を見れば明らかなように、たんに心理的な事象ではなく、心理面と身体面とにまたがって経験される方向性である。

しかも、注意しなければならないのは、これらの「意味」ないし方向性は個々人によって、その人が何を大事にし、どのようにそれまで生きてきたか等に応じて、様々に異なって経験されうるということである。「疾患」も人によって、その人が何を大事にし、それまでどのように生きてきたか等によって異なる「意味」を帯びた「病い」として経験される。先に述べた物作りの職人は、物作りが仕事であり生きがいでもある一番大事なものであったがゆえに、末期腎不全という「疾患」を、透析のために十分な時間がとれなくなり、また手の感覚も鈍ってしまって、仕事であり生きがいでもある物作りが思うようにできず、とても辛い「病い」として経験していた。したがって、末期腎不全の患者に対して、「末期腎不全患者というものは一般に、腎疾患をこのような意味合いで受けとめるものだ」というような一般的な理解の仕方はできないわけである。

このような意味経験は、自然科学的・医学的なものの見方や数学的統計的なものの見方では決して捉えることができない。「病い」の意味は数量化されないのである。無論、何らかの検査データ（数値）が個々の患者にとってその都度「意味」を帯びることはある。疾患が深刻であればあるほど、検査の数量的データに患者は一喜一憂するものであろう。しかし、データが帯びる「意味」そのものは数量化されないことに注意しなければならない。この、決して数量化されることのない、数量的には捉えられない「病い」の意味――これを受けとめることによってこそ、患者をトータルにみることができ、十分な医療ケアは展開されうる。患者を医学的視点で見るだけでなく、まさに「病い」の意味経験を理解しようとする姿勢が重要なのである。

†「意味」はどこから・いかにして生じてくるのか――「現象学」へ

「現象学（Phänomenologie / phénoménologie / phenomenology）」と呼ばれる哲学は一般に、さまざまな「意味」を帯びて物事、人々が経験されることを、「現象」（物事、人々が意味を帯びて現われること）として捉えた上で、そうした意味現象がどのようにして生じてくるのかを、意味現象のいわば手前の、人間存在の根本構造にまで遡って問おうとする。意味は、すでに「病い」という意味経験に関して述べたように、実証的な数量的データによっては捉えられないものであるから、数学的処理をベースとする自然科学によっては原理的に捉えることができない。そこで現象学は、自然科学とは別の仕方で、すなわち、意味現象を根本において成り立たせながらも、普段はそれと気づかれることなく、意味現象のいわば手前で働いている意識や身体の機能、あるいは人間の在り方の根本にまで遡って、当の意味現象がどのような構造をもつのか、そしてどのようにして成立したのかといったその成り立ちを明らかにしようとするのである。

先に述べたように、「意味」はたんに心理的なものではなく、心理面と身体面にまたがって経験される方向性であるから、そうした意味現象の成り立ちを明らかにする現象学も、意識ないし心のみならず、身体の機能や人間の根本的な在り方にまで考察を深めていくことになる。したがって現象学は、たんなる心理学ではありえない。自然科学的・数学的には原理的に捉えることのできない私たちの経験の「意味」に着目し、そうした意味経験の成り立ち（次章で述べるように、それは意味経験の構造と発生を意味する）を、意識の「志向性」（フッサール）や現存在の「気遣い」（ハイデガー）や身体の「志向性」（メルロ＝ポンティ）といった、哲学的に捉えられる人間存在の根本構造の方から明らかにしようとする哲学が「現象学」なのであり、それゆえ、「現象学」という哲学は、「病い」という意味経験についても、これを理解し、患者をトータルにみる手がかりを与えてくれることが期待されるのである。

第二章

「現象学」とはどのような哲学か

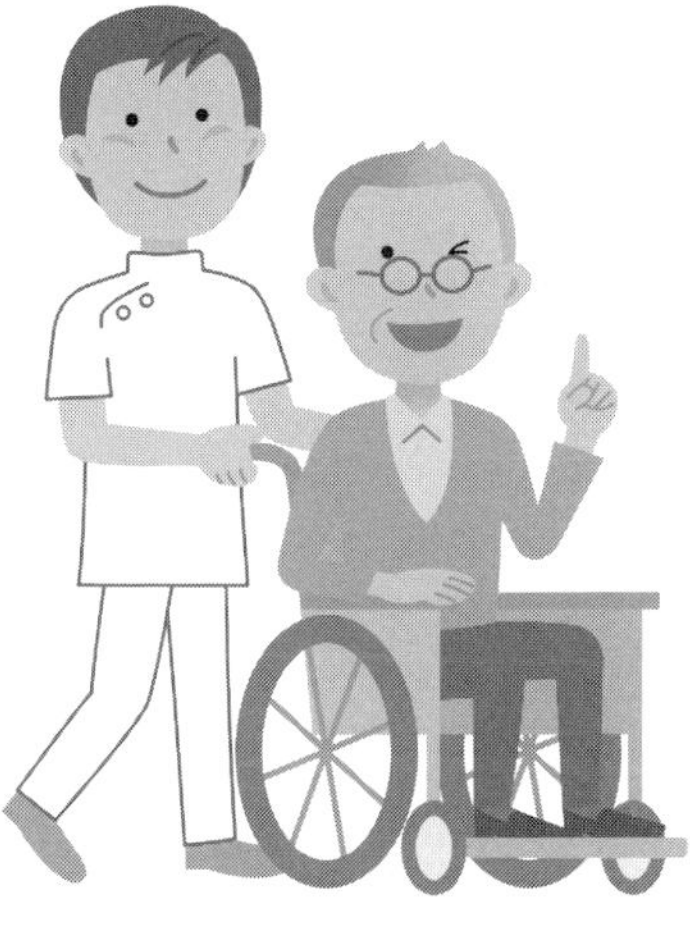

それでは「現象学」とは、具体的にどのような哲学なのだろうか。以下、フッサール、ハイデガー、メルロ＝ポンティという三人の代表的な現象学者について、本書の考察に必要な限りで、その思想を概観してみることにしよう。

1　フッサール

「現象学」という哲学を創始したフッサール（Edmund Husserl, 1859-1938）は、物事や人々が意味を帯びて意識に現われ経験されることを「現象」と呼び、この意味現象・意味経験がどのように成り立っているのかについて、意味現象のいわば手前で、普段はそれと自覚されることなくつねに働いている「意識の志向性」の機能にまで遡って明らかにしようとした。少し難しいかもしれないが、一つずつ解きほぐして説明していこう。

†意味現象と意識の志向性

まず左下の図1－1の絵を見ていただきたい。

これは、一九世紀から二〇世紀のはじめにかけてオーストリアで活躍した物理学者であり哲学者であるマッハ（Ernst Mach, 1838–1916）が著述した『感覚の分析』（一八八六）という書物のはじめのほうに掲載されている挿絵である。奇妙な絵だが、これはマッハ自身が、右目をつぶり、左目だけで自分に見えている光景をありのままに描いたものだとされている。フッサールによるものではないが、フッサールもこの書物を読んで少なからぬ影響を受けたと推察されており、また何より――マッハの意図がどうであれ――この絵は「現象」という概念を視覚的に理解し、「志向性」の働きを説明するのに好都合なため、フッサール現象学の入門書にはしばしば登場する。

さて、フッサールの言う「意識の志向性」とは、意識に現れる**何か**を**何か**として捉え

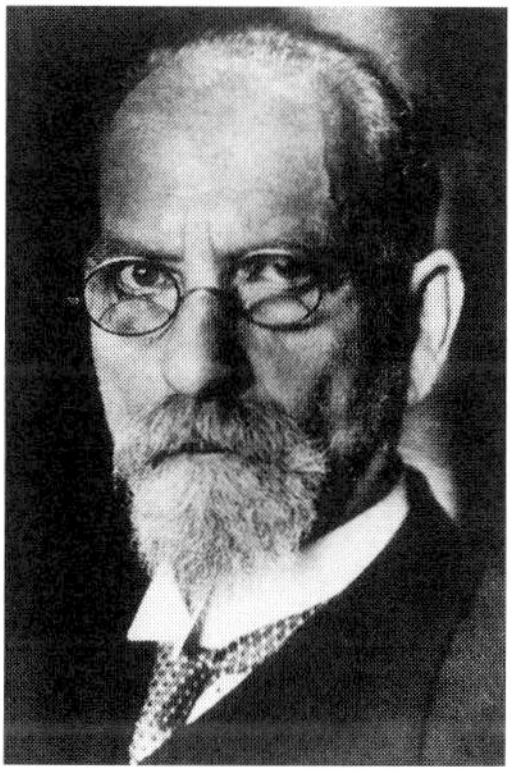

エトムント・フッサール

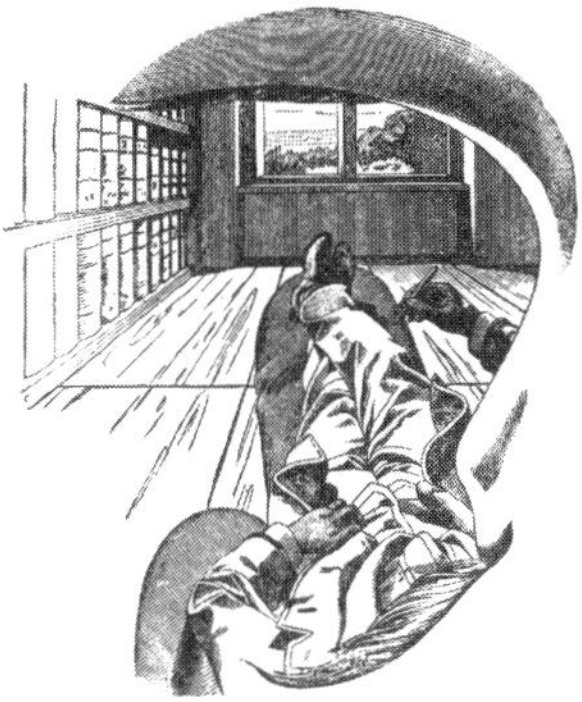

図1-1　マッハが左目だけで見た光景

る意識の働きである。一つ目の「何か」が意識に与えられる「与件」であり、二つ目の「何か」が意識の志向性によって捉えられる「意味」である。どういうことか、マッハの絵を見ながら考えてみたい。

ここで、私たちもマッハと同じ視点を取り、右目をつぶってマッハの絵に描かれた光景を実際に見ていると想定してみよう。すると今、私の意識には部屋の光景が現われている。右側は良く見えないけれども、この光景の左手に注意を向けると、そこには本棚に並んだ本が見える。私の意識には今、本棚に並んだ「本」が現象している——私の意識に現われている対象が「本」として、「本」という意味を帯びて現象している——わけである。

しかしここで少し立ち止まって考えてみよう。この場合、何が私の意識に現われ、実際に与えられているかといえば、本棚に並んだ本そのものではなく、並んでいる本のある側面（通常「背表紙」といわれる側面）だけである。したがって意識に実際に現われているもの・意識に実際に与えられている「与件」は、本の全体ではなくその部分ないし側面にすぎない。ところが私はその部分的な「与件」を、（取り出せば表表紙や裏表紙があり、ある程度の硬さと重さがあり、中をめくればおそらくさまざまなことが書かれているはずの）「本」という「意味」で捉えている。これが、フッサールの言う、〈意識に現われる何か（与件）を何か（意味）として捉える〉意識の志向性の働きである。したがって、今、私の意識に

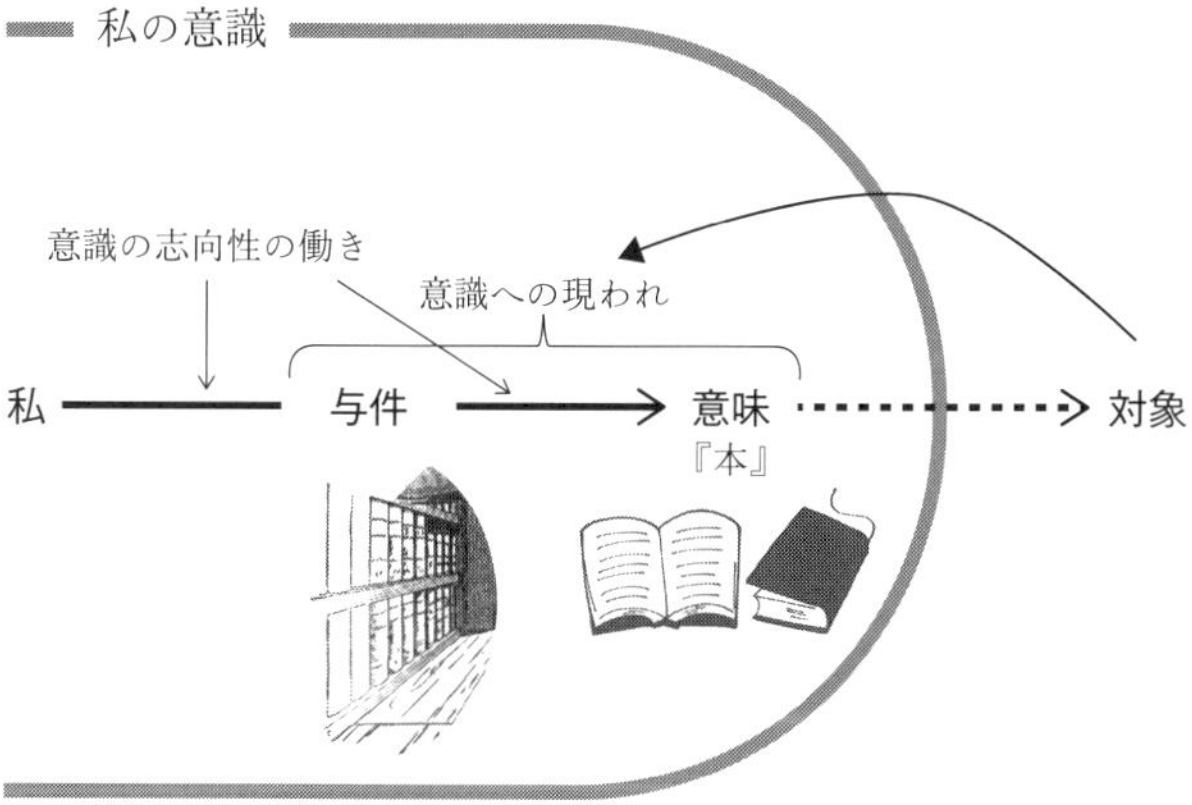

図 1-2　意識の志向性

本棚に並んだ「本」が現象している――私の意識に現われている対象が本棚に並んだ「本」として、「本」という意味を帯びて現象し、経験されている――というこの意味現象・意味経験は、この意味現象のいわば手前で、他ならぬこの私の意識が、実際に意識に与えられている部分的与件を全体的な「本」という意味で捉える志向性を働かせていることによって、成り立っているのである（図1-2）。

†現象学的エポケー／現象学的還元

ところが、普段、私たちは、意識の志向性によって意味を帯びて現われている対象のほうに関心や注意を向けているので、意識の志向性の機能は自覚されることなく、いわば素通りされてしまっている。しかし、すでに述べたように、フッサールの現象学は、意味現象・意味経験がどのように成り立っているのかを、意味現象のまさに手前で働いている「意識の志向性」の機能に遡って、根本から明らかにしようとする。そのため、意識に現われている対象にではなく、まずもってその現われ（現象）そのものに関心や注意を向け変えるための「方法」が必要になってくる。こうしてフッサールは、彼が捉えようとする事象そのものの方からいわば要請されることによって、意識に現われている対象にではなく、その現われ（現象）そのものに関心や注意を向け変えるための「方法」として、「現象学的エポケー」、「現象学的還元」などの「方法」を繰り返し語るのである。

「現象学的エポケー（phänomenologische ἐποχή）」とは、問題となっている事柄に関する判断を差し控えることを意味する古代ギリシア語の「エポケー」（「判断停止」とか「判断中止」などと訳されることもある）を用いたフッサールによる造語であり、意識に現われている対象の存在への関心や判断を停止・遮断することを意味しており、また「現象学的還元（phänomenologische Reduktion）」とは、もともと「引き戻すこと・連れ戻すこと」を意味するラテン語の reductio（還元）という語をもとにしたフッサールの造語であり、意識に現われている対象にではなく意識への現われそのものに関心を引き戻すことを意味している。どちらも同じ意識操作を言い表そうとしたものであるが、対象に向かっている日常

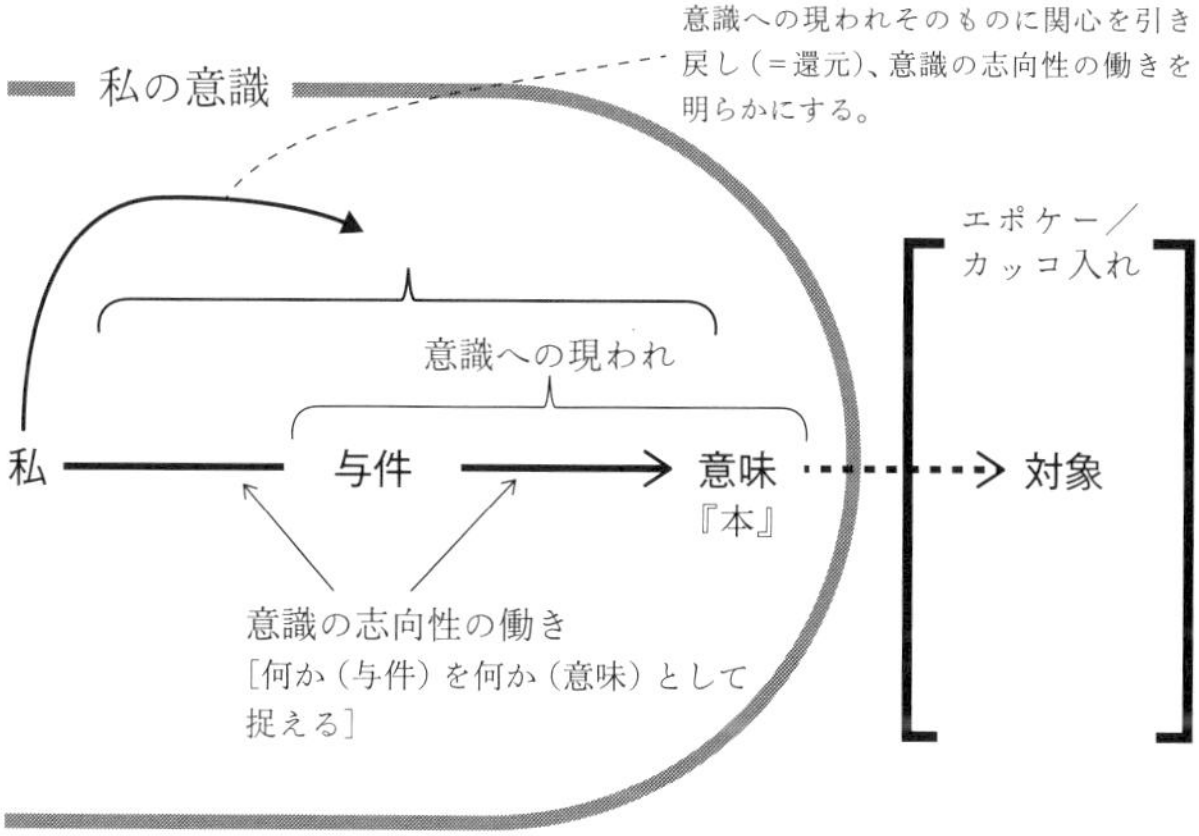

図1-3　現象学的エポケー

のごく自然な意識の働きそのものに関心を向け変えようとする、いわば非日常的で反自然的・哲学的な意識操作であるこの「方法」をできる限り的確に言い当てようとして、フッサールは他にも、「カッコ入れ」というような比喩的な表現も試みた。それは、意識に現われている対象をいわばカッコに入れることによって、その対象の意識への現われに関心と注意を向け変えることとなのである（図1-3）。

しかし肝心なのは、「エポケー」や「還元」、「カッコ入れ」といった用語そのものではなく、私たちが実際に、意識に現われている対象から現われ（意識現象）そのものへと関心を引き戻して、意味現象の手前で働いている「意識の志向性」という事象に気づき、それを自覚することである。したがって、意識の志向性の働きに目を向けることができさえすれば、用語そのものにこだわる必要はない。私たちがそのつど、自分の意識に現われている何かについて、実際に与えられている与件と、それがどのような意味で捉えられているのかに注意を向け、その意味現象のいわば手前で機能している意識の志向性の働きに注意を向ける実践ができさえすれば、それでよいのである。

†間主観性

さて、以上のことを踏まえて、次のことを考えてみよう。先に私は、マッハの絵において、左手に現われている対象を、ごく自然に、本棚に並ぶ「本」として、「本」という意味で捉えた。しかし、私はこのとき、それが自分の意識にだけ「本」として現象していると意識していたのではなかった。そうではなく、実は私はその対象を、他の人々の意識にも同じように「本」として現われている、あるいは現われうるものとして暗に意識していたのである。私たちは、日常生活においては、このように、必要に応じて互いにコミュニケーションをとりながら、自分に見えているもの、自分の意識に現われているものは、当然、他の人々の意識にも同じように現われている、自分はみんなと同じようにものを見ていると意識しているが、このような意識の在り方を、フッサールは「間主観性（Intersubjektivität)」と呼んだ。それは、必要に応じて他者たちとコミュニケーションをとりつつ人々の〈あいだ〉に自己自身を位置づける意識の在り方であり、そうした意識主観同士が経験を通じて相互に交流する意識の在り方であるが、こうした在り方こそ、私たちの日常の意識の在り方であって、意識の志向性もそのつどこうした在り方において働くとフッサールは考えたのである。

†意味現象の違いは意識の志向性の働き方の違いから

しかし、私たちの日常の意識の在り方がそうであるとしても、同じ出来事、同じ状況が、人によって、また時と場合によって、異なる「意味」を帯びて経験されることは、決して稀ではない。もし「本」や「本棚」というものをこれまで見たことがない人であれば、そこに現われているものは、おそらく本棚に並んでいる「本」としては捉えられないだろう。いや、そこまで極端な例を出さなくても、このようにほぼ同じ大きさの、おそらくは全集であろう大きな本が並んでいる本棚（それはたとえば大学の研究室であれば見慣れた光景なのだが）を見慣れていない人であったなら、そこに現われているものが、その人にとって見慣れているものとして捉えられる可能性はあるだろう（実際、この絵を用いて看護師さんたちに現象学に関する講演をして、何が見えるか尋ねてみたところ、おそらくはナースステーションに並ぶ書類ケースを見慣れているであろう、ある看護師さんにはこれが、「書類ケース」に見えていた）。ということは、同じものが意識に現われても、それがどのような意味で捉えられるかは、間主観的にある程度共通でありつつも、人によって、たとえばその人がそれまでに何を学び、何を経験してきたかによって異なりうるということだ。その違いは、現われている対象は同じなのだから、対象の側に由来するのではない。捉えられる意味の違い、意味現象の違いは明らかに、その対象を何らかの意味に向けて捉えようとする意識の志向性の働き方の違いに由来するのである。

†医療にかかわる事例から

マッハの絵を手がかりにした解説がいささか抽象的になってきたので、もう少し、読者の方々に身近だと思われる事例をもとに、意味現象と意識の志向性との関係についてさらに考えていきたい。

たとえば、集中治療室（ＩＣＵ）には様々な医療機器が備え付けられている（写真左）。これらの機器は、ＩＣＵ勤務の看護師たちにとっては馴染みのものであって、それらはＩＣＵに入って一目見れば、すぐさま「生体情報監視装置」や「人工呼吸器」として捉えられるであろうし、それらの機器が発するさまざまな音も、ほんの少し聞いただけで、どの機器からの、何を意味する発信音ないし警告音であるかが分かり、互いに協力しながらケアができるだろう。ICUの看護師たちの間では、間主観的な相互理解が成り立っているのである。

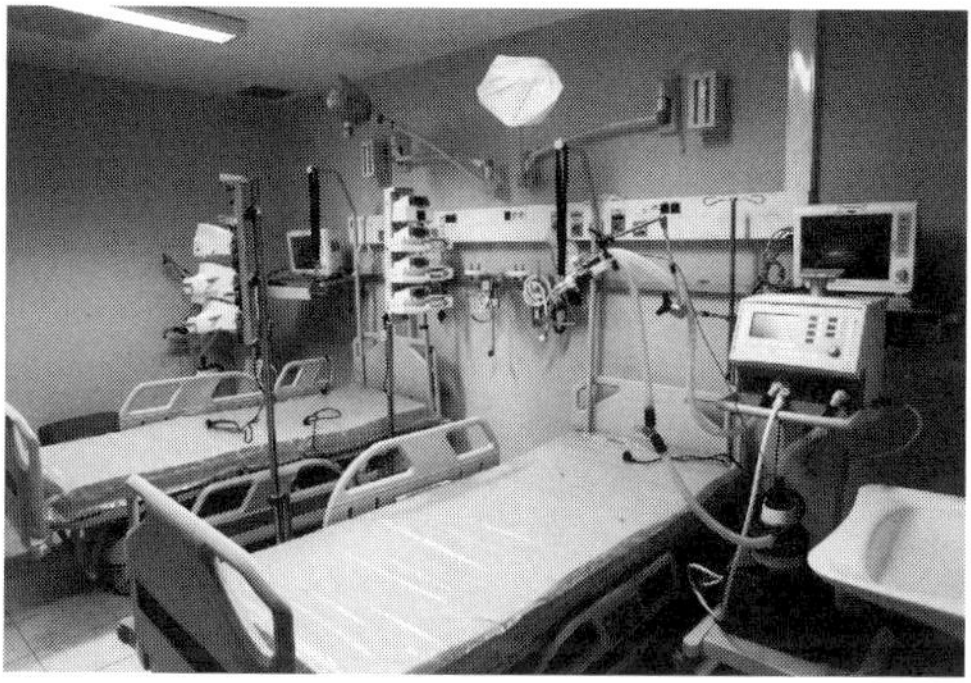
写真：アフロ

しかし、入院した患者の家族にとってはどうだろうか。この家族が医療者で医療機器の事情に詳しければ、話は別だが、不慮の事故で突然集中治療室に運び込まれた患者の家族にとっては、たいていの場合、それらの機器はどのようなものなのかほとんど見当がつかず、さまざまな数値をモニターに映し出し、不気味な音を発する機械という意味を帯びて経験されるのではないか（ちなみに、医療者ではない筆者にとっても、この写真に写っているモニターやさまざまな機器がどのようなものであるのかは、不明である）。

つまり、集中治療室に配置されたさまざまな機器は、ICU勤務の看護師たちと、患者の家族にとってでは、異なる意味で現象し、捉えられうるのであり、それは、フッサールの現象学によれば、ＩＣＵの看護師と患者の家族の「意識の志向性」の働き方の違いによって説明されるのである。

このことは、意識の志向性の働き方が、間主観的にある程度共通でありつつも、人によって、つまりその人がそれまで何を学び、どのような経験をし、どのような人々と交流してきたか等によって、異なってくるということを意味している。たとえば、同じ看護師であっても、ベテランナースと新人ナースとでは、同じ状況でもその捉え方、判断の仕方が異なるということはありうるだろうし、同じ患者に対しても、その理解の仕方がずれるということは起こりうるだろう。こうしたことも、フッサールの現象学によれば、ベテランナースと新人ナースとの「意識の志向性」の働き方の違いからくるものとして、説明されるのである。

そうだとすれば、一人の看護師が、新人から経験を積みながらベテランになっていく場合も、「意識の志向性」の働き方が変化することは明らかであろう。フッサールは、経験の積み重ねやそれに伴う知識の更新によって、意識の志向性の働き方が変化し、意味現象・意味経験の成り立ち方が変わることを、「発生」という用語で表現しようとした。そこで次に、意識の志向性による意味現象・意味経験の成り立ちということについて、少し考えてみたい。

†意味現象・意味経験の構造的成り立ち

たとえば、私が入院している友人を見舞いに行って、ベッドに横たわる彼を見て、「彼は苦しそうだ」と感じたとしよう。この場合、ベッドに横たわる彼が「苦しそうだ」と感じられる意味経験――「苦しそうだ」という意味を帯びて彼が現われるこの意味現象――は、どのような成り立ち方をしているだろうか。

これまで述べてきた「意識の志向性」からすれば、私の意識に現われたベッドに横たわる彼を、私の志向性が「苦しそうだ」という意味で捉えた、と考えられるかもしれない。しかし、事情はそれほど単純ではない。フッサールによれば、ベッドに横たわる彼を「苦しそうだ」と捉える意識の志向性は、ベッドに横たわる彼を見る意識の志向性を含みこんでおり、目前の対象を友人たる彼として知覚する志向性がなければ、彼を「苦しそうだ」と感じる志向性も成り立たない。つまり、目前の友人を「苦しそうだ」と感じる意識の志向性は、構造上、目前の知覚対象を友人である「彼」として捉える志向性に基づけられている。この意識の志向性の構造上の基づけによって、彼を「苦しそう」と感じる意味経験――「苦しそうだ」という意味を帯びて彼が現われる意味現象――は成り立っているのである。

基づける側の、目前の対象を友人として知覚する意識の志向性（知覚作用）は、その友人が「苦しそうだ」と感じる意識の志向性（感情作用）がなくても原理的には成り立つ。つまり、目前の友人を見ても、苦しそうだと感じないことはありうる。けれども、基づけられる側の「苦しそうだ」と感じる感情作用の志向性は、これを基づける、友人を知覚する作用の志向性がなければ原理的に成り立ちえない。この関係を、フッサールは、基づける側と基づけられる側との構造上の〈基づけ〉関係と呼んでいる。

実は、フッサールによれば、一般に何かを感じたり評価したり意志したり判断したりする意識の働き（意識作用）はすべて、その何かを知覚したり思い浮かべたりする意識の働き（表象作用）に基づけられている。何かを評価したり意志したり判断したりする意識の志向性はすべて構造上、その何かを見たり思い浮かべたりする意識の志向性を内に含みこみ、それに基づけられて成り立っているのである。意識の志向性のこのような〈基づけ〉関係による意味現象・意味経験の成り立ちを、本書では「構造的成り立ち」と呼ぶことにしよう。

†意味現象・意味経験の発生的成り立ち

これに対して、たとえば、看護師が「患者を一目見て、危機的な状況だと判断した」場合を考えてみよう。この場合も、患者を一目見る意識の志向性（知覚作用）に基づけられて、危機的状況であると判断する意識の志向性（判断作用）が働いている。けれども、患者を危機的状況と判断するこの志向性は、単に患者を一目見る意識の志向性に構造上基づけられているというだけではない。判断する看護師はそれまでに多くの医学や看護学の知識を学び、看護の経験を積み重ね、知識を更新させてきた。目前の患者を「危機的な状況にある」と判断する看護師の志向性は、そうした経験の積み重ねや更新に基づいて成り立っているのである。

後期フッサールはこのような過去の諸経験の積み重ねやそれに伴う知識の更新に基づく、時間の流れのなかでの意味現象・意味経験の成り立ちを、生成の由来という意味で「発生(Genesis)」と呼び、そうした成り立ちに含まれる、自覚されることなく働いている諸々の意識の志向性を解きほぐし、明らかにする自らの現象学を「発生的現象学」と呼んだ。ベテランナースと新人ナースの意識の志向性の働き方が異なり、状況判断や患者理解といった意味経験に違いが生じるのも、フッサール現象学によれば、まさにこの「発生」という観点から説明されるのである。

経験の積み重ねやそれに伴う知識や信念の更新に基づく意識の志向性の成り立ち、およびそれによる意味現象・意味経験の成り立ちを、本書では「発生的成り立ち」と呼ぶことにしよう。「病い」という意味経験も、以上のような「構造的成り立ち」と「発生的成り立ち」をもち、とりわけその「発生的成り立ち」を理解することが、患者をトータルに理解することに繋がることは、のちに第四章の「5　時間性」で詳しく明らかにされるはずである。

†意識がとるさまざまな態度

ところで、意識の志向性が、以上のように、経験の積み重ねやそれに伴う知識・信念の更新によって、「発生的成り立ち」をもち、それによって意味現象・意味経験が変化するとすれば、それは、私たちのものの見方、感じ方が習慣化する可能性をもつということを意味する。たとえば、糖尿病の患者を何人もケアしているうちに、そうした経験の積み重ねのなかで、糖尿病の患者というのは一般にこんな傾向をもつという一種の習慣的な見方が、個々の看護師に、あるいは看護師たちの間で間主観的に形成されるということが起こりうる。看護学校や看護大学に入りたての学生が、最初は、それぞれの個人的背景をもつ個々の、固有名をもつ人間として患者さんを見ていたのに、看護の勉強を進め、医学や生理学、解剖学などを学ぶにつれて、たとえば、腎臓病の患者さんとしてしか患者を見なくなってしまうことが起こりうるのも、そうした意識の見方の習慣化によるものであろう。

フッサールは、習慣化したものの見方、感じ方を、意識の「態度」と呼んだ。もともと彼は、現象学という哲学を営む以前の素朴な「自然的態度」や、現象学を行う「現象学的態度」、自然科学を営む際の「自然科学的態度」、さらに芸術作品を鑑賞する時の「美的態度」や、その作品を美学的に論じる際の「理論的態度」など、論じる文脈に応じて、さまざまな意識の「態度」に言及していたが（『イデーンⅠ』、『イデーンⅡ』）、意識の志向性の「発生」という観点が明確になっていくにつれて、これらの態度が、発生のプロセスにおいて形成され、習慣化されたものであることが明らかになっていったのである（『デカルト的省察』）。

†自然科学的態度

本書の文脈では、なかでも「自然科学的態度」と「自然的態度」が重要である。「自然科学的態度」とは、たった今述べたように、自然科学を営む際に意識がとる態度であるが、それが「自然科学的」態度である以上、自然科学が歴史の上で成立する以前には、ありえなかったことは明らかであろう。フッサールによれば、物理学に代表される自然科学は、人類の歴史において、自然の探求がじかに見たり触れたりする日常的な感覚的経験から離れ、科学者たちの間主観性において自然が記号と数式によって数学化され、精密な因果関係を表現した関数的な自然法則によって捉えられることによって、成立していった(『ヨーロッパ諸学の危機と超越論的現象学』)。とすれば、意識がとる自然科学的態度は、人類史上、そうした自然科学の成立によって初めて、原理的に成り立つようになったと考えられるし、また個々人の歴史においても、成長と学習の過程で自然科学が学ばれ、自然を数学化して捉える自然科学的な思考が繰り返し実践されることで、「自然科学的態度」は身につき、習慣化していくものだと理解される。つまり、自然科学的態度とは、そのような発生的成り立ちをもつ意識の態度なのである。

自然科学的態度では、自然は数学化されて、因果関係が関数的な「自然法則」によって捉えられる。第一章で自然科学の方法について触れたとき、自然科学はおおよそ、自然現象そのものの変化を「諸事物に共通する計量可能な因子を用いて記述する」方法に基づいている、と述べたが、それは、自然科学が自然を数学化して、精密な因果関係によって捉えようとする態度によって営まれるものだからなのである。

†自然的態度と生活世界

これに対して、「自然的態度」とは、日常生活において、私たちがごく自然に物を見たり、使ったり、人に出会ったり、何か行為をしたりしている時に意識が間主観的にとっている態度だと理解してよい。そのときには、私たちが直接見たり触れたりする物は、ペンや靴や箸といった馴染みの類型において捉えられており、意識に現われる、自分の身の回りに広がる世界は、何がどのようなものであり、何をどうすればよいのかがおおよそ見当がつく、多かれ少なかれ馴染みの「生活世界（Lebenswelt）」として経験されているのである。

フッサールは、「自然的態度」をときに、自然科学が成立する以前の、そこから自然科学やそれを営む自然科学的態度が成立してくる前学問的態度として捉え、生活世界を自然科学が成立する以前の世界として位置づけることがあるが、この自然科学「以前」を、歴史的な自然科学以前と捉えてしまうと、すでに自然科学が成立し、その成果を学び、享受している現代の私たちは、もはや自然的態度や生活世界に立ち戻ることができないことになってしまう。

むしろ、私たちは、これまでの自然科学の成果を学び、科学技術による成果を享受しながらも、それらの成果（たとえば、今本書の原稿を書いているパソコンや、通信に用いる電子メールなどの情報システムなど）を馴染みの類型において、便利な道具（ツール）として生活世界の中に取り込んで、日常生活を営んでいる。そのような日常生活を営んでいる世界が「生活世界」なのであり、また「自然的態度」とは、そのような日常生活において、意識が習慣的にとっている態度だと理解すべきなのである。

†生活世界の忘却

最晩年のフッサールは、自然科学の発展と自然科学的態度の習慣化によって、もともと自然科学がそこから成立してきたはずの、自然科学の「意味基底」としての「生活世界」が忘却されてしまい、それがヨーロッパにおいて成立した諸学問の「危機」を招いたと主張し、この危機を脱するためには、いま一度、自然科学に関する「エポケー」(判断中止)を行い、その成果をいわばカッコに入れて棚上げし、生活世界に立ち戻らなければならない、と説いた(『ヨーロッパ諸学の危機と超越論的現象学』)。けれども、たった今述べたように、生活世界は、自然科学が成立する以前の前学問的な原始的世界ではないので、この主張も、歴史に逆行して、そうした原始的世界に私たちが戻らなければならない、ということでは全くない。

フッサールの主張のポイントは、自然科学を営む自然科学的態度という意識の習慣的態度には、諸事象を数学化して、記号と数式によって捉え、そのようにして捉えられたもののみが真の科学的知識だと見なす傾向があるということ、しかし、そのことによって、私たちはじかに見たり触れたりする日常的な感覚的経験から離れて、記号や数字のみを操作するようになり、記号的・数量的には捉えられない経験の意味が見失われてしまう、ということのうちにある。まさに、物事や人々がそのつど意味を帯びて意識に現われ、経験される、その意味現象・意味経験の意味が、自然科学やそれを営む自然科学的態度によっては、捉えられなくなってしまう——そのことが学問と人類にとっての危機だと、フッサールは主張しているわけである。

†医学的態度と医学の危機

フッサール自身は明確には述べていないが、現代の西洋医学は、生物学や生理学、解剖学などの自然科学に基づく以上、フッサール現象学からすれば、西洋医学はこの「自然科学的態度」、あるいはより適切には「医学的態度」と呼ぶべきであるような意識の習慣的態度によって営まれると考えてよい。むろん、自然科学的態度であるとは言っても、物理学のような自然科学と西洋医学とを単純に同一視したり比較したりすることはできない。しかし西洋医学が、診察や検査によって得られた数量的データというエビデンスに基づいて、疾患の原因と症状との因果関係を考え、診断を下し、治療を行う営みであることは明らかであろう。そこには、人体ないしその臓器や器官を検査データという数量的エビデンスにおいて捉え、それに基づいて医療を行うという意識の習慣的態度が確かに認められるのである。

しかし、これは逆に言えば、エビデンスの得られないものは認めない、という意識の習慣的態度でもある。第一章で述べたように、「疾患」によって生じる「病い」経験は、数量化されないのであった。とすると、「自然科学的態度」ないし医学的態度では、「病い」という意味経験は捉えられず、理解もされない。この事態は、フッサール流に言えば、医学の「危機」であり、「病い」から逃れることのできない人類全体の「危機」であろう。私たちはこのことを、第三章において、改めて考えることになる。

しかし、現象学について概説を行う本章はまだ道半ばである。第三章に赴く前になお、フッサールの現象学を独自の仕方で受け継ぎ展開したハイデガーとメルロ＝ポンティの現象学を、本書に必要な限りで概観しておかなければならない。

2 ハイデガー

ハイデガー（Martin Heidegger, 1889-1976）は、フッサールの現象学から大きな影響を受け、現象学的なものの見方を学んで、「存在」についての現象学を独自の仕方で展開していった哲学者である。そもそも何かが「存在する」ということはどのように現象し経験されるのか、その「意味」は何なのかを探求しようとした彼は、主著『存在と時間』において、「存在する」ということを漠然とではあれ理解している唯一の存在者であろう私たち人間自身が「存在する」ということの「意味」をまずもって明らかにしようとして、人間が「存在する」その仕方を探求した。

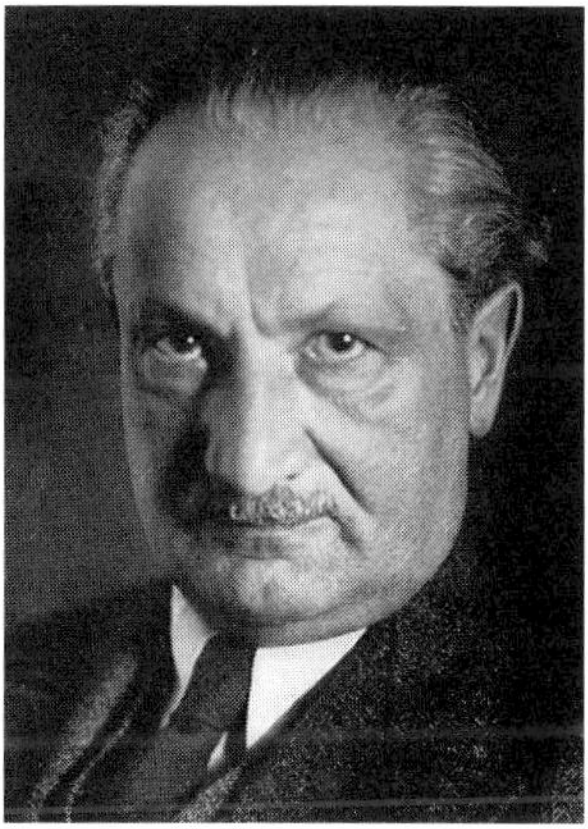

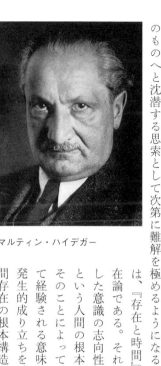

マルティン・ハイデガー

ハイデガーの思索は、『存在と時間』以降、人間という存在者の存在ではなく、存在そのものへと沈潜する思索として次第に難解を極めるようになるが、本書にとって重要なのは、『存在と時間』で展開されたこの人間存在論である。それは、フッサールが明らかにした意識の志向性の底に、「気遣い（Sorge）」という人間の根本的な存在の仕方を見出し、そのことによって、物事や人々が意味を帯びて経験される意味現象・意味経験の構造的・発生的成り立ちを、この「気遣い」という人間存在の根本構造の方から明らかにしたものとして、読むことができるのである。
以下、本書に必要な限りで、『存在と時間』の人間存在論の内容を概説しよう。

†現存在の存在の仕方——実存

ハイデガーは、私たち一人ひとり、各自の人間存在を、「現存在（Dasein）」と呼ぶ。そこには、「存在する」ということの意味を漠然とではあれ何ほどか現に了解している存在者だという意味が込められている。それでは、現存在はどのような存在の仕方をしているのだろうか。

ハイデガーによれば、現存在は、「自分が存在することにおいてとかく自分が存在することそれ自体が問題となる存在者」であり、このような存在の仕方をハイデガーは「実存（Existenz）」と呼ぶ。少し難しいが、「自分が存在する」ということは、この世に生まれ、生きているということだと考えれば、現存在とは、「自分が生きていくなかで、とかく自分が生きていくということそのことが問題となる存在者」、つまり、自分が生きていくなかで、どう生きていくか、なぜ生まれてきたのか、生きる意味は何なのかといったことがとかく問題となり、考えざるを得ないような存在者なのだ、と理解することができるだろう。私たちは生きていくなかで、さまざまな物事を経験し、さまざまな人々に出会うが、そのたびごとに自分がどう関わるのか、自分の在り方、生き方を考え、選び取っていかざるを得ない。そうした在り方が「実存」なのである。

もしかしたら、読者の中には、日常生活では日々の仕事に忙しく、自分の生き方など考えていられない、と思われる方がいるかもしれない。しかしハイデガーであれば、日常のそうした生き方も、私たちが（たとえやむを得ずであっても）自分で選び取っているものなのだと言うだろう。日々の何ごともない生活の中で、健康診断や人間ドックによって、突然、思いもよらない疾患が見つかった場合を考えてほしい。そのときには、仕事を優先するか、仕事を休んででも病院を受診するか選び取らなければならないし、もしそれが重大な疾患であれば、自分のこれまでの生き方、これからの生き方を考えざるを得なくなるだろう。そのような極端な場合でなくても、私たちが日々経験する出来事や、出会う人々との関わりにおいて、自分はどういう関わり方をするか、迷い考えながら選び取る場面は少なくないはずだ。とすれば、「実存」とは、私たち自身がまさに日々生きている存在の仕方そのものなのである。

†世界内存在

さて、そうした現存在は、ハイデガーによれば、「世界内存在（In-der-Welt-sein）」という在り方をしている。これはしかし、世界という物理的空間の中に、人間の身体という物体が存在しているということでは全くない。私たちが日々の生活を送っている世界は、自然科学が探究するような物理的空間ではなく、自分がそのうちに馴染みつつ住み込んでいる身の回りの世界であり、具体的には、たとえば本書を執筆している目下の私であれば、原稿を書くための目の前のパソコンや、資料として参照するためのいくつかの書物、メモをするための紙と筆記用具、それらを載せるための書斎机、明かりを取るための窓や電燈、部屋の温度と湿度を調整するためのエアコン、それらすべてを含む、仕事をするための書斎部屋、さらにこの書斎部屋が位置する日々の生活を送るための家屋等々、「〜するためのもの」という性格を具えたさまざまな馴染みの「道具」の連関こそが、その内に私が存在している身の回りの世界である。

私は、これらの道具とその連関を、たとえばパソコンの調子がおかしくなったり、電燈が切れたりしなければ、取り立てて道具として意識したりはしないが、このことは逆に、順調に仕事が進み、事もなく生活が営まれている間は、私はそうした道具とその連関を(取り立てて意識することなく)漠然と「了解」しながら、馴染み、使いこなし、そのことによってこの世界に居心地良く住み込んでいる、ということを示しているのである。

フッサールであれば「生活世界」と呼ぶであろう、私たちが日常生活を送っている世界を、ハイデガーはこのように、〈何が何のためのどのような道具であり、何をどうすれば使えるのかが漠然と了解されている、道具の連関としての親しまれた馴染みの世界〉として捉える。そして、そうした世界の内で、道具を用いて行為したり、人々と関わったりしている現存在の存在の仕方が「世界内存在」と呼ばれるのである。

†気分づけられつつ未来に向けて何かを企てる

さて、現存在は、そうした馴染みの世界の内で、そのつど道具をうまく使えたり使えなかったり、人々とうまく関われたり関われなかったりするために、そのつどつねに何らかの仕方で「気分」づけられることになる。たとえば、締め切りを見据えながら順調に、気分よく原稿を書いていたのに、突如、パソコンのマウスの調子がおかしくなり、うまく使いこなせなくなったとしよう。それまでスクリーン上の文章に向かっていた私の意識は、マウスに向かい、それが「うまく使えない道具」として際立ってくる。もはや思考は遮られ、次第に苛立ちが増し、原稿の締め切りを迫る編集者の顔が頭に浮かぶとともに、事情を説明したり言い訳したりしなければならない自分の姿も先取りされて脳裏をよぎり、私は不快な気分になるであろう。それでも何とか締め切りまでに原稿を書かなければならない。——現存在はこのように、自分がその内に存在している世界のさまざまな道具や人々とそのつど関わりながら、「気分」づけられ、世界とその内に存在している自分自身の状況を「了解」しつつ、そのつど未来に向けて何かを企てているのである。

このことをさらに、病院の看護師を例にとって考えてみよう。看護師にとって、職場である病棟や病室は、さまざまな医療機器が備え付けられ、さまざまな医療器具が用いられる道具の連関としての世界であり、そのなかで、医師や他の看護師たちと協働しながら、患者やその家族のケアを行っている。新人看護師にとっては、病棟や病室という世界は、どんな医療器具がどこに置かれていて、どの医療機器が何のための、どのような機械であるのかがまだ十分には了解されていない、落ち着かない、居心地の悪い気分にさせる場所であるかもしれない。しかし、ベテラン看護師にとっては、どんな医療器具がどこに置かれ、どの医療機器が何のためのものであるのかが熟知された、心地よい気分で仕事ができる馴染みの場所である（ただし、ベテラン看護師といえども、例えば必要な医療器具が壊れていることに気づいたり、在るべき場所になかったりすれば、慌てた気分になり、代わりのものを探し回るだろう）。

また、看護師はそうした世界にいわば住み込みつつ、日々、患者や家族と関わり、医師や他の看護師たちとも関わりつつ、患者が少しでも良い状態になることを目指してケアを行うが、その際、患者や家族、医師や他の看護師たちとの関わりがうまく行ったり、行かなかったりすることによっても、看護師はそのつどさまざまに気分づけられる。

病院の看護師は、このように、さまざまな医療機器や医療器具の連関としての病院という世界の内に馴染みつつ（あるいはまだ馴染めないままに）、そうした医療機器や医療器具を用いて患者に関わり、他の看護師たちや医師たちとともに、患者のより良い状態を目指して医療ケアを行っている。しかもその際、看護師は、自分がその内に馴染みつつ（あるいは馴染めないままに）存在している病棟とその道具連関を「了解」するとともに、人々とのかかわりの中で自分自身を看護師として「了解」し、道具の扱いや患者や他の看護師、医師たちとの関わりの中でつねに何らかの仕方で「気分」づけられながら、未来に向けてさまざまな看護ケアを行っていくわけである。

†気遣い

さて、現存在がこのように、世界と自分を了解しつつ、気分づけられながら、未来に向けて何かを企てていく際の、道具や他者や自分自身に関わる在り方が、「気遣い（Sorge）」と呼ばれる。ハイデガーは、企てられる未来に向けてある行為をしようとし、これまでの経験を踏まえつつ道具を用意したり、作り出したり、さらに道具を用いて何かを整理したり世話をしたりする、そうした在り方を、「配慮的気遣い（Besorgen）」と名づけ、これに対して、他の現存在である他者のために未来に向けて何かを企て、自らの経験や手持ちの技能を踏まえて、何かをしてあげたり、アドバイスをしたりする在り方、たとえば衣食を用意したり、学習や研究へのアドバイスをしたりする在り方を「顧慮的気遣い（Für-sorge）」と呼んで、両者を区別している。たとえば、未来の回復に向けて、これまでの経験や身に付けた技能を踏まえて、病人の身体の「看護」を行うことは、ハイデガーによれば「顧慮的気遣い」という在り方の一つに位置づけられるのである。

ただし、注意しなければならないのは、道具への配慮的気遣いと他者への顧慮的気遣いは、用語としてはこのように区別されるとしても、実際には、例えば子供に食事を用意したり、患者を看護したりする場合、子供のために適切な食材を調達し、調理器具を使用して食事を作ったり、患者の身体や容体に見合った医療器具を用いて患者を看護したりする以上、他者への顧慮的気遣いは、種々の道具への配慮的気遣いと密接に結びついていることが多いということである。

痛みに苦しむ患者に、少しでも安楽にしてもらおうとして、枕の位置や角度を調整したりすることを、考えてみてほしい。患者への顧慮的気遣いは、枕への配慮的気遣いと地続きである。また、たとえば夜勤で交代した看護師が、自由に手足を動かせない患者の枕元に、患者の家族の写真が置かれているのを見たとしよう。この写真もハイデガーに言わせれば道具だが、この道具は、それを患者の枕元に置いた人を指し示す。家族が見舞いに来たわけでもなさそうなので、おそらくは日勤の看護師が置いたものであろう。すると、患者の枕元に置かれた患者の家族の写真から、夜勤看護師は、日勤の看護師の家族写真への配慮的気遣いと患者への顧慮的気遣いとを了解するのである。

†顧慮的気遣いの二つの極端な可能性

ハイデガーは他者への顧慮的気遣いに、極端な二つの可能性があると述べている（『存在と時間』第二六節）。一つは、他者が配慮的に気遣うべきことがらに向けて、その他者に代わってそれを自分で引き受け、尽力してあげるような気遣いである。看護の場面で例を挙げれば、手足を自由に動かせない患者の排泄のために、看護師が尿瓶を用意し、患者にあてがうような気遣いである。しかし、ハイデガーはこの種の配慮的気遣いは、ときにその他者を「依存的」にしたり「支配された」状態に置いたりしてしまい、しかもそれが表面化せず、気づかれないこともある、と注意を促している。

これに対し、他者が「実存」として自分の在り方をそのつど選び取っていこうとする際に、その他者に手本を示して、その他者が自分の気遣うべきことがらを自分で見通し、自分で気遣えるように手助けするタイプの顧慮的気遣いがある。これも看護の場面で例を挙げれば、重篤な疾患に罹って将来に絶望している患者に、同じ疾患に罹りながらも生き生きとその後の人生を歩んでいる別の患者のことを話したり、紹介したりすることで、その患者自身が自分で疾患の意味を捉え直し、疾患を抱えながらも生きていく意味を見出せるよう、支えていこうとする気遣いがこれに当たるだろう。

ハイデガーは、前者を「〔他者に〕尽力し〔他者を〕支配する顧慮的気遣い」と呼び、後者を「〔他者に〕手本を示し〔他者を〕自由にする顧慮的気遣い」と呼んで、前者の多くが配慮すべき道具に関わるのに対して、後者こそ、他者の実存に関わる気遣いだとしている。しかし彼は、私たちの日常の他者への顧慮的気遣いの多くが、この両者の入り混じった多様な形でなされるとも述べている。私たちはのちに、第四章において、ベナーらがこの区別を受け継いで、後者の顧慮的気遣いを、「他者がこうありたいと思っている在り方でいられるようその人に力を与える」ような気遣いとして、「看護関係の究極の目標」と位置づけているのを見ることになるだろう。

†現存在の存在としての気遣い

ハイデガーによれば、現存在はこのように、日々、何らかの未来に向けて、これまでの経験を踏まえつつ、道具を配慮し、他者を顧慮しながら生活しているが、こうした道具への配慮的気遣い、他者への顧慮的気遣いは、結局、道具に関わり、他者に関わる自分自身への気遣いでもある。患者への看護が、看護師である自分自身へのケアにもなっていることを、看護師であれば、感じることがあるのではないだろうか。私たちは各自こうして、そのつど何らかの未来に向けて、これまでの経験を踏まえつつ、道具を気遣い、他者を気遣い、自分を気遣いながら生きている。現存在が「存在する」ということは、まさにこのような仕方で道具や他者や自分自身を「気遣っている」ということなのであり、現存在の「存在」とは「気遣い」に他ならないのである。

しかも、すでに述べたことから明らかなように、この「気遣い」という在り方は、何らかの未来に向けて、過去の経験を踏まえつつ、今、何かを気遣うという時間的な構造を具えている。現存在がこのような「気遣い」という在り方をしているからこそ、さまざまな物（道具）や出来事や人々、それに自分自身の存在が、そのつど「意味」を帯びて出会われ、経験されるのである。

この意味経験は、現存在のそのつどの気遣いの在り方に基づいて成り立っているという意味で、気遣いを「構造的成り立ち」としてもつが、当の気遣いそのものが時間的な構造を具えていることを考慮すれば、この成り立ちは「発生的成り立ち」でもある。かくしてハイデガーは、物事や人々が意味を帯びて経験される意味現象・意味経験の成り立ちを、この「気遣い」という人間存在の根本構造から明らかにした。ハイデガーからすれば、フッサール的な意識の志向性は、現存在の「気遣い」という存在構造を基盤として機能するわけである。

なお、この「気遣い」のドイツ語の原語〝Sorge〟（ゾルゲ）は『存在と時間』の英訳においてcareと訳されている。とすれば、人間とはもともと道具や他者や自分自身を「ケア」する存在だ、人間の本質は「ケアする」ということなのだ、と理解することができるだろう。ここに、とりわけ英米圏の看護学者、看護研究者がハイデガーに注目する理由の一つが潜んでいる。本書第四章でみるベナーらの現象学的看護理論も主として、以上述べたようなハイデガーの人間存在論をベースにしているのである。

†世人への頽落《たいらく》

しかし、ハイデガーの話はこれで終わりではない。ベナーらは、これ以降の『存在と時間』の議論を、「時間性」という論点を除いては、考慮していないが、ハイデガー自身は、この書物においてさらに、現存在が日常は道具や他者を気遣うあまり、道具や他者の方から自分を了解する状態になっているということを指摘し、そこから、現存在の在り方について、いくつかの重要な論点を引き出していく。本書においては、そのすべての論点を文字通りに受け入れるわけではないのだが、患者をトータルにみて医療ケアを行うということを考えるにあたって、そこにはいくつか重要な論点が含まれている。そこで、少し長くなるが、批判的な考察もときに挟みながら、ハイデガーの述べていることをさらに解説していくことにしたい。

まず、「道具や他者の方から自分を了解している」ということのうち、「道具の方から自分を了解する」という点についてだが、これは、たとえば看護師が白衣を身につけていることによって、自分を看護師として了解するというようなことである。ナース服を着ているときは、男性患者を抱き起すのも抵抗なくできるが、平服のときはできないと、若い女性看護師が話すのを筆者は聞いたことがある。また、朝、通勤の際に、自分の衣服に思わぬ汚れがついているのに気づいたとしよう。そうなれば、そうした衣服を身につけている自分に気分が落ち込み、もはやのびのびとしたふるまい・行動はできなくなるであろう。これも「道具の方から自分を了解する」ということの例である。

しかしこのことは、「他者の方から自分を了解する」ということとも密接に関わってくる。それは、汚れた衣服を身につけている自分を見るであろう他者の視線が気にかかっているからである。私たちは日常、他人からどう見られているのかを多かれ少なかれ気にし、その場の空気を読もうとするものであるが、まさに他者からどう見られているのかを気遣い、相手から見られているであろう人物として自分を了解する、あるいは相手からそう期待されているであろう人間としてふるまう、という在り方が、「他者の方から自分を了解する」ということなのである。

このような「道具や他者のほうから自分を了解する」という在り方は、私たちの日常においては、円滑に生活を送るためにごく普通のことであるし、またとりわけ「他者のほうから自分を了解する」という在り方は、たとえば看護師ができるかぎり患者の立場に立ってケアしようとするならば、求められるべき在り方であるとも言えるだろう。看護実践においては、看護師は患者（やその家族）から自分がどのように理解され、自分のふるまいがどのように受け止められているのかを、つねに心のどこかで意識しておく必要があるであろうし、そうでなければ、相互理解はうまく成り立たず、看護師の意識だけが先行した独善的なケアになりかねないからである。

しかし、ハイデガーは、「道具や他者の方から自分を了解する」こうした在り方が高じれば、本来自分がどう在りたいかということは見失われ、他人の目を気にしながら、他人とできるだけ同じようにふるまい、他人にできるだけ話を合わせて、目立たないようにふるまうことになる、と考える。そしてハイデガーは、現存在のこうした在り方を「世人（das Man）」と名づける。それは、たとえば「人が楽しむ通りに楽しみ興じ、文学や芸術についても、人が見たり判断したりする通りに、読んだり見たり判断したりする」ような現存在の在り方である。そして、日常の現存在が、道具や他者を気遣うあまり、こうした在り方に陥ってしまうことを、ハイデガーは「世人」への「頽落（Verfallen）」と呼び、このような現存在の在り方を、本来の自己を見失っているという意味で、「非本来性」と性格づけたのである。

†死への不安

日常の現存在が世人へと頽落した「非本来的自己」であるとすれば、「本来的」な自己がどのような在り方なのか、そして非本来的な日常を脱して「本来的自己」に目覚めていく（あるいは取り戻していく）プロセスがどのようなものであるのかを明らかにする必要があるだろう。ハイデガーが描いた道筋は、おおよそ以下のようなものであると解釈することができる。

「世人」へと頽落した非本来的な現存在も、たとえば大きな災害や事故が起きたり、身近な人が亡くなったりすると、死というものを意識する。日常の「世人」状態の現存在は、死をできる限り考えないようにし、「人は皆いつかは死ぬが、さしあたっては自分には関係がない」と考えている。しかし、実は「人間は生まれ出るやいなや、ただちに十分死ぬ年齢になっている」のだ。とすれば、日常の現存在は、死を考えず、死から逃避するという仕方で、逆につねに死に、しかも他ならぬ自分の死に関わりつつ存在しているということになる。現存在とはつねに「死に関わりゆく存在（Sein zum Tode）」なのである。

ハイデガーによれば、死とは「最も固有な、没交渉的な、追い越しえない可能性」である。自分の死は、いつやって来るか分からないが、いつか必ずやってきて、自分自身で引き受けるしかない「最も〔自分に〕固有な」ものである。またそれは、日常の仕事や役割とは異なり、他人に代わってもらうことはできず、他者とあらゆる繫がり・交渉が絶たれている「没交渉的な」ものである。さらに、自分の死は、肉体の死を超えた永遠の命を期待することもできない「追い越しえない」ものである。そうした、いつ来るか分からないが、必ずやってくる、自分自身で引き受けるしかない最も固有な、最終的な可能性が、自分の死なのである（『存在と時間』第五〇節）。

この「死」は、生命の終わりとしての生物学的・医学的な死ではない。しかし「死」が、ハイデガーの言うように、いつ来るか分からないが、必ずやってくる、自分自身で引き受けるしかない最も固有な、最終的な可能性であるとすれば、たとえ、自分が現在、すこぶる健康であるとしても、また日常は死について考えない、あるいは考えないようにしているのだとしても、私たちは一人ひとり、自分の死につねに関わりつつ存在している、と言わなければならないだろう。

ハイデガーは、このように、たとえ逃避という仕方ではあれ、つねに自分の死に関わりゆく現存在の根本気分は「不安」だと述べる。そもそも、現存在は、自分が何のために生まれてきたのか、自分の根拠を知らない。ひとたび生まれてきたからには、いずれは死なざるを得ないが、その死も、いつ来るのか、なぜ死ななければならないのか、誰も教えてくれない。世界内存在とは、馴染みの世界に居心地よく住み込んでいる日常の現存在の在り方だと先ほどは述べたが、ひとたび自分の死を意識するや否や、世界内存在とは、この世界のうちに生み落とされはしたものの、自分自身の存在を支える根拠が見出せない不気味さと、自らの死に関わりゆく存在の不安のただなかにあることを意味する。まさに、世界内存在する現存在の根本気分は、「死への不安」だとハイデガーは言うのである。

†先駆的決意性

かくして、他人の目を気にしながら、他人とできるだけ同じようにふるまって、彼らとともに存在してきた「世人」状態の日常の現存在は、「死への不安」のただなかで、結局一人ひとりであることを自覚して（単独化）、自分が本来の自分となる可能性へと呼び返されるのだとハイデガーは述べる。いつ来るか分からないが、必ずやってくる、自分自身で引き受けるしかない最も固有な、最終的な可能性である自らの死を目がけて（先駆）、この可能性を自分のものとして引き受け、最も自分らしい在り方であろうと決意することが、「先駆的決意性」と呼ばれる。先駆的決意性において初めて、現存在は本来的な自己になるとされるのであり、またこの在り方において、現存在は最も固有な、最終的な未来の可能性に向けて自己を気遣うことになる以上、先駆的決意性こそ、最も本来的な（自己への）気遣いに他ならない、とされるのである。

†批判的検討

さて、ハイデガーの描いたこのストーリーは、人間の生にとって「死」というものが重大な意味を持ち、人は自らの死を先取りすることによって、自分の生がかけがえのないものであることに目覚め、本来自分がどうありたいのか、どう生きたいのかを自覚する、といった程度に理解するのであれば、「患者をトータルにみること」を現象学的に明らかにし、そのことを通じて「医療ケア」を問いなおそうとする本書においても、十分に示唆的である。

しかし、ハイデガーの叙述には、他者の死と自分の死を峻別して後者のみをとくに重視する傾向や、自分に固有な自己そのものから発現する「本来的」な自己了解に対して、他者のほうから自分を了解する在り方を「非本来的」としてネガティブに性格づけようとする傾向が強い。ハイデガーは「非本来性」について、それがネガティブなものではなく、むしろ日常の現存在の一つの積極的な在り方だと断ってはいるのだが、「非本来性」という表現は、明らかに、「本来性」に対するネガティブな性格づけと受け止めざるを得ないものであろう。

しかし、医療ケアの場面を考えた場合、他者の死と自分の死を峻別する考え方はどうであろうか。確かに、医療ケアは、医療者自身の生死ではなく、医療者にとっては他者である患者の生死に関わる営みであるが、患者の死は医療者にとって決して「他人事」ではないはずである。むしろ、今、目の前で疾患に苦しんでいる患者と同じように、自分自身もいつかは疾患に罹りうる、そしてやがては死なざるをえない「傷つきやすさ」を誰もが共通に分かち持っているという感覚こそが、医療ケアにおいては大切なのではないかと筆者には思われるが、どうだろうか。

また、自分に固有な自己そのものから発現する「本来的」な自己了解に対して、他者のほうから自分を了解する在り方を「非本来的」としてネガティブに性格づけようとする考え方も、どうであろうか。

西村ユミは看護実践について、それがまさに患者の状態に触れて促されることで起動すること、しかもそうして為される看護師の患者へのかかわりが、実はその患者への看護師のそれまでのかかわりをすでに反映した患者の状態へのかかわりとなっていること、したがって看護実践における看護師の自己了解は、患者に触れることを介して自分の（それまでの）看護実践に再帰的に触れる構造を持っていることを明らかにしている（『看護実践の語り』）。こうした看護師の自己了解は、ハイデガーからすれば、他者を介したものとして、「非本来的」と見なされてしまうであろうが、看護実践における看護師の自己了解としては、求められるべき本来的なものであろう。

それどころか、西村の指摘は、筆者の見るところ、看護師のみならず、一般に私たちの実存の自己了解の構造に、他者に対する自己のかかわりの、その反映としての他者の状態に触れることを介しての自己了解が含まれており、それゆえ自己了解とは一般に他者を介しての再帰的な自己了解であることを明らかにしてもいるように思われる。そうだとすれば、私たちは、とりわけ他者と関わる場面での「本来性」と「非本来性」というハイデガーの概念について、再考を促されているわけである。

しかし、これらの点に関する立ち入った考察は、本書の考察の射程を超えている。今は、ハイデガー現象学の人間存在論の最後のポイントとして、「時間性」について、なお解説しておかなければならない。

†時間性

ハイデガーは、先に述べた「先駆的決意性」を可能にする現存在の在り方を「時間性」として明らかにしている。「先駆的決意性」とは、「最も固有な、没交渉的な、追い越しえない可能性」である自らの死を目がけ（先駆）、この可能性を自分のものとして引き受け、最も自分らしい在り方であろうと決意することであったが、このことが可能であるためには、まずもって、現存在は自らの死を目がけていわば先取りし、この可能性を自分のものとして引き受けていなければならない。「先駆」と呼ばれるこの自らの死の先取りは、未だ来ぬ自らの死という可能性を可能性としてしっかり見つめつつ自分自身を（あるべき）自分へと「到来」させることだとハイデガーは言う。そして、このようにして自らの死を先取りすることによってこそ、現存在は、自らが既に経てきたこれまでの在りようを改めてありのままに引き受け、そのときどきの状況のなかで道具と現に向き合い、決意しつつ行為していくことができるのである。

ハイデガーは、「自らが既に経てきたこれまでの在りようを改めてありのままに引き受ける」ことを「既在する」と呼び、また「そのときどきの状況のなかで現存している道具と現に向き合う」ことを「現成化する」と呼ぶので、「先駆的決意性」は、「既在しつつ現成化する到来」という構造によってこそ可能であることになる。まさにこの、自らの死という可能性をしかと見つめつつ自分を（あるべき）自分へと「到来」させることで、自分のこれまでの在りようを改めてありのままに引き受け、そのときどきの状況のなかで現存している道具と現に向き合うという現存在の存在構造こそが、「時間性」と呼ばれるのである。

「既在しつつ現成化する到来」とはきわめて難解な表現であるが、哲学的な厳密さより、分かりやすさを優先させて良ければ、時間性とは、自らの死という未来を目がけて先取りすることで、自らの過去を改めてありのままに引き受け、現在においてあるべき自分として決意しつつ行為するような現存在の時間的な在り方であると言ってよいであろう。

ハイデガーは、この「時間性」を、以上のように、「先駆的決意性」という自らの死へと先駆する本来的な現存在の本来的な自己への気遣いの在り方から導き出している。しかし、「現存在の存在としての気遣い」の項ですでに述べたように、何らかの未来に向けて、過去の経験を踏まえつつ、今、何かを気遣うという時間的な構造であれば、ハイデガーの言う「非本来的」な在り方、すなわち、道具や他者のほうから自分を了解して、さまざまな物ごとや人々や自分自身を気遣って生きている日常の気遣いの在り方においてもそのつど見出されるものである。しかも、先ほど述べたように、とりわけ他者と関わる場面――

むろん医療ケアもそうした場面の一つである――では本来的／非本来的というハイデガーの区別は再考の必要があるのであるから、「医療ケア」を問いなおそうとしている私たちとしては、死への先駆を強調するよりもむしろ、〈何らかの未来に向けて、過去の経験を踏まえつつ、今、何かを気遣う〉というこの時間的な構造が、ハイデガー的な本来的―非本来的の区別を問わず、総じて「気遣い」という在り方を成り立たせていることのほうを重視しておきたいと思う。

実際、医療現場における看護師の患者へのケアにおいても、患者の容態や望んでいることをそのつど表情や言葉から了解しつつ、どのような状態がその患者のより良き状態なのか、その未来のあるべき状態を実現するためにはどのような処置とケアが必要なのか、そのためにはどのような医療器具が必要なのか等々が先取りされ気遣われるであろう。そして、これまでに学んだ看護の知識・スキルとこれまでの看護経験とを踏まえつつ、その時々の状況のなかで患者へのケアが実践されるであろう。やはり何らかの未来を目がけ、過去を踏まえつつ、現在において行為するという時間的構造が、ケアという営みを成り立たせているのである。

ここから学ぶべき重要なことは、どのような未来を目がけるかによって、引き受ける自らの過去の意味合いが異なってき、現在において出会われる物事の意味や、それに対する行為の仕方も異なってくるということである。ハイデガーは、現存在が自らの死を目がけて先駆し決意すると、世界の道具連関の意味(有意義性)が激変し、瓦解するとまで言う。すでに述べたように、ハイデガーの言う「死」は、生命の終わりとしての生物学的・医学的な死ではないが、確かに、もし人間ドックで、進行性のがんが見つかり、余命宣告を受けたら、これまでの自分の人生が全面的に見直され、家庭生活や社会生活における物事や人々の意味が——瓦解するとまでは言わなくても——がらりと変わるということは、大いに起こりうるであろう。しかし、そのような極端な場合でなくとも、日常生活の様々な場面において、そのつど、未来のどのような出来事が目がけられるかによって、物事や人々の意味・重要度には差が生じるはずである。実際、患者や家族がどのような未来を目がけているのか、それによって療法の選択や治療への取り組みも変わってくるであろうから、「時間性」というこの論点も、「患者をトータルにみること」を現象学的に明らかにし、そのことを通じて「医療ケア」を問いなおそうとする際に、重要であることは明らかであろう。

以上、ハイデガー『存在と時間』の内容を、本書に必要な限りで概説した。ハイデガーにおいては、物事や人々がそのつど意味を帯びて現われ経験される意味現象・意味経験の構造的・発生的成り立ちは、現存在のそのつどの気遣いの在り方とそれを支える時間性の構造から明らかにされる。フッサールが明らかにした意識の志向性は、ハイデガーからすれば、こうした現存在の気遣いと時間性の構造に支えられて働くのである。

3 メルロ＝ポンティ

メルロ＝ポンティ（Maurice Merleau-Ponty, 1908-1961）は、ハイデガーとはまた別の仕方で、フッサールの現象学——とりわけ意味現象の発生的成り立ちを明らかにする後期フッサールの「発生的現象学」——から大きな影響を受けて、身体の在り方に着目した独自の現象学を展開した哲学者である。

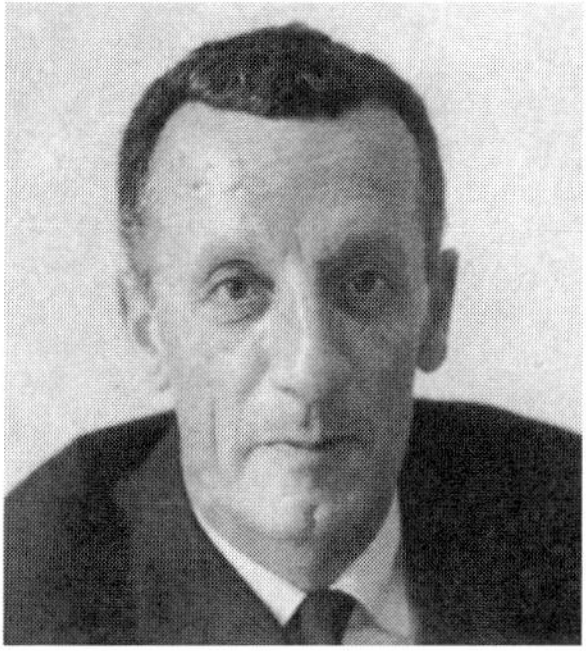

モーリス・メルロ＝ポンティ

物事や人々が意味を帯びて現象し経験される際に、その意味現象のいわば手前で、それらの物事や人々を、当の意味を帯びたものとして捉える意識の志向性が働いていることを、フッサールが見出したことはすでに述べたが、メルロ＝ポンティはこの意識の志向性の働きに「身体」が大きく関わっていることを見てとった。主著『知覚の現象学』によれば、そのつど意味を帯びて現象し経験される世界の物事について思考したり判断したりするのは、なるほど意識の志向性（作用志向性 l'intentionnalité d'acte）であるかもしれないが、そもそも世界や世界内の物事がそのつど意味を帯びて現われ経験されるのは、意識の志向性ではなく、いわばその根底で機能している身体の志向性（作動志向性 l'intentionnalité opérante）の働きによる。意識の作用志向性が、自覚的で能動的な志向性であるとすれば、身体の作動志向性は、それと気づかれることなく前意識的につねにすでに働いている志向性として特徴づけられる。後期フッサールも意識の能動的な作用志向性の根底に、世界を意味を帯びたものとして捉える潜在的な意識の作動志向性がつねにすでに（自我が能動的に関与することなく、いわば受動的に）機能していることを見てとっていたが、メルロ＝ポンティはこの受動的な作動志向性が、意識の志向性ではなく、身体の志向性に他ならないと考えたのである。

†身体の作動志向性と世界内存在

必ずしもメルロ＝ポンティが挙げているものではないが、一つ例を提示して、「身体の作動志向性」の働きについて具体的に解説してみよう。

たとえば、あなたが、幼いころ通っていた小学校を、大きくなってから久しぶりに訪ねたとしよう。よく友達と遊んだ校庭だ。ところがどうだろう。昔は広かった校庭が今はとても狭く見える。あんなに遠かった校庭の端に、今は少し歩けばすぐに行けそうだ。昔は高くて逆上がりができなかった鉄棒もずいぶん低い。今ならできそうだと思い、思わず鉄棒に手を伸ばす。そう、何もかもが小さいのだ。しかし、昔広かった校庭が何らかの理由で物理的に狭くなり、昔高かった鉄棒が物理的に低くなったのではない。あなたが成長して身体が大きくなったことで、同じ校庭が、同じ鉄棒が、異なる意味を帯びて現われ経験されたのである。

ここで、「校庭はこんなに狭かったのだ」とはっきり意識して判断し、言語的に述定すれば、そこで働いているのは意識の志向性、とりわけ判断の作用志向性であるが、そもそも校庭や鉄棒がそのような意味を帯びて現われ経験されたのは、成長して大きくなったあなたの身体の作動志向性による。メルロ＝ポンティによれば、この身体の作動志向性は、とくに自覚されることなく、言語化されることもなく、私たちの生において前意識的・先言語的につねにすでに働いていて、この志向性によって身の回りの世界がそのつど自らの身体を基点として、全体として意味を帯びて現われてくる。だからこそ、あなたが昔通っていた小学校の校庭を訪れた時にも、あなたの身体の作動志向性によって、あなたのそのときの身体を基点として、校庭は狭く、鉄棒は低く、何もかもが小さいという意味を帯びて経験されたのである。「校庭はこんなに狭かったのだ」と判断するような意識の作用志向性は、身体の作動志向性に基づけられて働く。そうした判断経験は、身体の作動志向性を「構造的成り立ち」としてもつのである。

メルロ＝ポンティにおいては、このように自らの身体の作動志向性によって、そのつど自らの身体を基点として、身の回りの世界が全体として意味を帯びて現われ経験されることこそが、「世界内存在（être au monde）」ということに他ならないのであるのであるが、メルロ＝ポンティのこうした視点が、疾患によって障害を抱えた患者がどのような世界を生きているのかを理解する手がかりになることは、容易に察せられるだろう。

第三章で取り上げるトゥームズは、疾患によって身体的状態が変化して、身体的志向性の働き方が変わると、それまで「近い」と思っていた物体や場所が「遠い」と感じる経験をすることを指摘している。たとえば、健康な時には、ベッドの「近く」にあると思っていたトイレが、疾患に罹ると「遠く」にあるような経験をする。さらに彼女は、自身の多発性硬化症の経験から、疾患に罹ると身体的志向性が混乱して、以前には目の前に現われれば、たんに上ればよいものだった「階段」が、回避すべき「障害」という意味を帯びて経験されることも指摘している。まさに疾患によって身体の状態が変化し、身体的志向性の働き方が変わることで、身の回りの世界の意味が変容する。疾患によって世界内存在の仕方が変わるのである。

†身体の志向性は運動志向性である

ここで忘れられてはならないのは、メルロ＝ポンティの明らかにした身体の作動志向性が、何らかの対象に向かう、あるいはそれを避けようとする運動志向性（intentionnalité motrice）でもある、ということである。

先に筆者が挙げた小学校を訪れる例では、大きく成長したあなたの身体の作動志向性によって、校庭は狭くて、少し歩けば端まで行けそうだという意味を帯びて現われていたし、鉄棒は低くて、今なら逆上がりができそうだという意味を帯びて現われていた。校庭や鉄棒がそのような意味を帯びて現われてくるということは、すでに校庭の端や鉄棒に向かうあなたの身体の運動志向性が潜在的には起動しているということを意味する。実際あなたは、鉄棒には思わず手を伸ばしたのであり、その運動志向性が実際に発動したのである。

また、トゥームズが指摘した例では、多発性硬化症を患う彼女の身体の志向性によって、目の前の階段は、上れそうにない障害として現われていた。しかし、それは単にそのような意味を帯びて現われたというだけでなく、同時に、その階段を回避しようとする運動志向性の潜在的な起動でもあるのである。

身体の作動志向性によって意味を帯びて現われた世界は、このように、私の身体に、それへと向かったり、それを避けようとしたりする運動・行為を促す。世界はたんに純粋に意識に現象してくるものではないし、私もたんに世界を傍観しているわけではない。身体の作動志向性によって世界の物事はそのつど「〜できそうな」、あるいは「〜できそうにない」物事という意味を帯びて現われてくるのだが、それは同時に、それに向かったりそれを避けたりする身体の運動志向性がすでに潜在的には起動しているということを意味する。身体の作動志向性はまさに、運動志向性でもあるのである。

†幻肢という病理現象

それでは、つねにすでに作動志向性を働かせている身体とは、どのような存在なのだろうか。すでに述べたように、身体の作動志向性は、とくに自覚されることなく、言語化されることもなく、私たちの生において前意識的・先言語的につねにすでに働いている。ということは、身体が問題なく機能しているときには、身体の在り方やその作動志向性の働きを明らかにすることは難しいということである。

そこで、メルロ＝ポンティは『知覚の現象学』において、戦傷や交通事故などで手足の切断手術をした人が、その切断部位に生々しい痛みやかゆみを感じる「幻肢」という病理現象に着目した。ハイデガーが、道具の道具性格はその道具がうまく使えなくなったときにこそ際立ってくると考えたように、メルロ＝ポンティも、障害によってうまく機能しなくなった身体に着目することによってこそ、日常は自覚されることのない身体の在り方が際立つと考えたのである。

第一次世界大戦で負傷した兵士たちの幻肢痛を研究した文献を読み込むことで、メルロ＝ポンティはまず、幻肢という病理現象が、生理学的に説明しつくすことができないものであること、しかしかといって心理学的に説明しつくすこともできないものであることを明らかにした。

たとえば、一方で、幻肢には、負傷した際の情動や状況を思い出させるような情動や状況が現われた時、それまで感じられたことがなかったのに、突然感じ始められたり、また手術直後は巨大だったのに、患者が切断を納得するに応じて縮小していったりする事例が認められ、これは生理学的には説明できず、心理的なものに関係していると考えざるを得ない。しかし他方では、幻肢には、脳に通じる求心性の神経を切断すればあっけなく消えてしまう、という単純な生理学的事実もあり、これは心理学的には説明できない。

このことは、メルロ＝ポンティによれば、身体を具えた「世界内存在」である私が、

〈心理的なもの＝精神〉と〈生理的なもの＝身体〉とを切り分けて考える、いわゆるデカルト的二元論を乗り越えるような「身体的実存（l'existence corporelle）」であることを示しているのである。

コラム「デカルト的二元論」

デカルト（René Descartes, 1596-1650）は、「近世哲学の父」とも呼ばれるフランスの大哲学者であり、あらゆる学問のゆるぎない基盤、絶対に疑うことのできないような確実な土台を求めて、世界のあらゆる諸事物を疑ってみる試み（方法的懐疑）を行い、その結果、自分の身体も含め、世界のあらゆる諸事物を疑わしいと考えることのできるこの私の「精神」こそが、あらゆる学問の土台であることを見出した。「精神」としてのこの私は、感覚を通して経験するあらゆる諸事物について、感覚がときに誤ることを理由に、疑わしいと考えることができるのであるから、それら姿かたちあるあらゆる「物体」から切り離されうる。それどころか、「精神」としての私は、自分の身体についても、眠って夢を見ているのかもしれぬという理由で疑わしいと考えることができるのであるから、自分の「身体」からも切り離され、それ自身は姿かたちをもちえない。姿かたちある世界のあらゆる諸事物や自分の身体を、疑わしいと考えることもできる仕方で意識しているもの、しかし自らは姿かたちのないもの――それが「精神」としての私なのである。精神と物体、心と身体が、かくしてその在り方からして根本的に峻別される。これが、心身二元論、物心二元論とも呼ばれる精神と物体の二元論なのである。

デカルト自身は最晩年の著作『情念論』において、精神と身体とが脳の松果腺で結びついていることを認めているので、この二元論を貫いたわけではないとも言えるが、現代から振り返ったとき、精神と物体、心と身体の存在の仕方の相違を最も印象深い仕方で明らかにしたためであろう、この二元論は「デカルト的二元論」とも呼ばれる。メルロ＝ポンティは、幻肢という病理現象に着目することによって、身体を具えた「世界内存在」としての私が、こうしたデカルト的二元論を乗り越えるような存在であることを明らかにしたのである。

それでは、この身体的実存はどのような在り方をしており、幻肢という病理現象は、どう説明されるのだろうか。

†顕在的身体と習慣的身体

メルロ＝ポンティは、まさに幻肢という病理現象を手がかりにして、自覚的なこの私の「顕在的身体（le corps actuel）」の底に、自覚されることなく顕在的身体を支えている「習慣的身体（le corps habituel）」の層が潜んでいることを見てとった。身体がうまく機能しているときであれば、これら二つの層は、習慣的身体に支えられて顕在的身体がそのつど機能し、その機能によって習慣が獲得されて習慣的身体の層に沈殿していくといった「実存の運動」をなし、そうしたなかで身体的実存は、すでに述べたように、身体の作動志向性によって意味を帯びて現われてくる世界にうまく関係していくのであるが、手足の切断手術を受け、身体の一部が欠損すると、この実存の運動がうまくいかなくなる。幻肢は、顕在的身体の層からはすでに消えている切断された身体部位が、習慣的身体の層においては「過去になりきってしまわない古い現在」として残っていることによって、たとえば顕在的身体の層からはすでに消えてしまっている、手で触ってみる所作が、習慣的身体の層ではまだ姿を見せていることによって起こるのであり、たとえば字を書いたり、ピアノを弾こうとする場合、「私の世界が私（の身体）のうちに習慣的志向を呼び起こす」ちょうどその瞬間に「私がもはや実際にはその世界と合体することができない」ところから幻肢は生じるのだと、メルロ＝ポンティは考えたのである。

幻肢がこのように、習慣的身体の層と顕在的身体の層とのズレによって両者の間の実存の運動がうまくいかなくなることから生じるのだとすれば、顕在的身体の層における手足の切断という事実が実存の運動のなかで習慣化されれば、幻肢は消失するのではないか。

メルロ＝ポンティは、人が普段自覚することなく自分自身の身体全体に関して保持している潜在的な身体意識ないし〈内側から知られている身体像〉を「身体図式（schéma corporel）」と呼んだが――たとえば、向かい合った人が左手を鼻にもっていくのを模倣して、私が即座に自らの左手を鼻にもっていくことができるのは、この「身体図式」のおかげである――、幻肢に関してメルロ＝ポンティはまさに、手足を切断した身体が新たな習慣を獲得し、「身体図式」の組み替え・更新が行われることによって、「幻肢」は消失すると考えたのである。

†身体がもつ時間の厚み

私たちの身体が、顕在的身体の層と習慣的身体の層を身に付けているということは、私たちの身体が、そのつどの現在にとどまらない時間の厚みをもっているということを意味する。普段はとくに意識していなかったけれども、身体が覚えていたという経験は、誰にでもあるのではないだろうか。身体が習慣的身体の層をもつがゆえに、たとえば私たちは、久しく乗らなかった自転車に急に乗っても、ある程度乗りこなすことができるのであり、しばらく弾かなかったピアノも、何とか弾くことができる。昔はもっとうまく弾けたのに、という思いが蘇ってくるとすれば、それはまさに、昔うまく弾けていた時の感覚を身体が覚えているからなのだ。

先に挙げた小学校を久しぶりに訪れる例でも、昔高かった鉄棒が低く見えて思わず手を伸ばしたのは、小学生の時の鉄棒の感覚を身体が覚えていたからであろう。いずれにせよ、私たちの身体が時間的な厚みを持ち、習慣的身体の層に支えられているからこそ、現在の身体の運動・行為が成り立っている。それは、私たちの身体の運動や行為、さらに身体的経験の一切が、身体自身の時間の厚みによって、「発生的成り立ち」をもっていることを意味しているのである。

さて、以上のように、私たちの身体が、習慣的身体の層に支えられて顕在的身体の層が機能し、その機能によって習慣が形成されて習慣的身体の層に沈殿する「実存の運動」を成し、このような在り方をした身体の作動志向性によって世界が意味を帯びて現われ、世界に向かう運動志向性が起動するのだとすれば、このことは、身体が習慣を獲得することによって、身体の在り方が変わるとともに、世界の意味も変貌し、それとともに世界への関わり方も変わるということを意味する。

メルロ＝ポンティは、車を運転する習慣が身につくと、自分の身体が車幅まで拡張し、道路幅と車幅を比較しなくても、「これなら通れる」ということが分かるようになる、という趣旨の例を挙げているが、技能（スキル）の習得によって身体の在り方が変わり、世界の見え方が変貌し、同時に世界への関わり方も変わってくるということ――つまり技能の習得によって身体の在り方や世界の見え方、世界への関わり方の「発生的成り立ち」が変化するということ――は、あらゆる医療スキル、看護スキルについても言えることであり、これは、「患者をトータルにみること」の現象学的解明を通じて「医療ケア」を問いなおそうとする本書にとっても、極めて重要な点である。私たちは第四章において、ベナーらがこの点を重視していることを、あらためて確認することになるだろう。

†間身体性

ところで、メルロ＝ポンティの現象学には、本書にとって逸してはならない論点がもう一つある。それは、メルロ＝ポンティが『知覚の現象学』を出版したあとに、論文「哲学者とその影」(『シーニュ』所収)などで展開した「間身体性(intercorporéité)」という思想である。

「哲学者とその影」というタイトルは、フッサールという哲学者が考えないでしまったこと(=影)を明らかにするというメルロ=ポンティの意図を表している。フッサールは『イデーンII』において、身体の構成、すなわち身体の経験がどのように成り立っているのかを考察するなかで、私の身体(たとえば私の手)が何かある物に触れ、その物の硬さや冷たさや滑らかさの感覚を持つとき、触れている手に注意を向ければいつでも、私の手がそれらの感覚をいわば身体の内側からも感じていることに気づくことを指摘し、このような〈身体が感じる感覚についての身体の内側からの感覚〉を「感覚感」(Empfindnis〔「再帰的感覚」とも訳される〕)と呼んで、それが身体に特有の現象であることを明らかにしているが、こうした現象が身体において成り立つのは、フッサールによれば、私の身体が単なる「物理的な物」ではなく「感じる物」であるからである。私が右手で左手に触れたとき、なるほど私は左手を「物理的な物」として捉えることもできるが、左手にも右手から触れられている感覚があり、そこに注意を向けるなら、左手が「感じる物」となって、逆に左手が右手に触れていると感じられるようになる。つまり、私の身体においては、触れられる手が触れる手となり、右手と左手との間では〈触れる―触れられる〉の関係が逆転しうるのである。

メルロ＝ポンティが着目したのはこの「私の身体の私の身体自身に対する関係」である。彼は、「私の右手が私の左手に触れるとき、……私の左手もまた私の右手を感じ始める」のであり、「私は触れつつある私に触れ、私の身体が『一種の反省』を遂行する」のだと捉える。そして、私の身体の内部での「反省」が、他者の身体と私の身体との間でも生起することを見てとった。すなわち、私が他者の手を握るとき、私の身体は「感じる物」として、他者から触れられ、触発されて、〈触れる―触れられる〉の関係が逆転する。私の身体の内部で「一種の反省」が生起して、私の身体が他者の身体をいわば併合してしまうのだ。私の右手と左手の間で「一種の反省」が起こるのは、それがただ一つの身体の手だからであるが、他者と私の間でも〈触れる―触れられる〉の逆転が起こるとすれば、それは他者と私が同じ一つの「間身体性」の器官だからなのである。

†身体の相互交流とケア

メルロ＝ポンティはこのように、私の身体の在り方に関するフッサールの現象学的記述を手がかりにして、フッサールが考えないでしまった「間身体性」という事象を明らかにした。「間身体性」という表現は、フッサールが見出した〈意識主観同士が相互に交流しつつ、各々、自己を人々の〈あいだ〉に位置づける「間主観性（Intersubjektivität）」という意識の在り方〉が、実はそうした意識を支えている身体の次元でも成り立っていることを示すものであるが、私たちの身体がとくにそれと自覚されることもなく、〈触れる―触れられる〉の関係が容易に反転するような、互いに交流する在り方をしていることを表す「間身体性」という視点が、医療ケア、とりわけ患者の身体に触れることの多い看護ケアにおいて重要となることは、明らかであろう。

患者の身体に触れることは、患者の身体から触れられることであり、患者から見れば、看護師から触れられることは、看護師に触れることでもある。そうした〈触れる―触れられる〉の相互反転と相互交流のなかで、ケアという営みは成り立っていると考えられるからである。

このことは、西村ユミが、いわゆる植物状態の患者とプライマリーナースとの間の身体的交流をメルロ＝ポンティの現象学を手がかりにして考察した『語りかける身体』において鮮やかに描き出したことであったが、私たちはさらに、ケアという営みそのものが、ケアすることとケアされることの相互反転において成り立つものであることを第五章で見ることになるであろう。

さて、私たちは本章において、フッサール、ハイデガー、メルロ＝ポンティという三人の哲学者の「現象学」について、〈患者をトータルにみること〉の解明を通じて「医療ケア」を問いなおそうと試みる本書に必要な限りで概観してきた。すでにその過程で、現象学の思想が〈患者をトータルにみる〉医療ケアにどう関わることになるのか、要所要所で少しずつ触れてきたが、次章からは、いよいよ本章での考察に基づいて、〈患者をトータルにみること〉がどういうことであり、またそのことが「医療ケア」にどう関わるのかについて、より具体的に考えていくことにしたい。

第三章

医学の視点と患者の経験

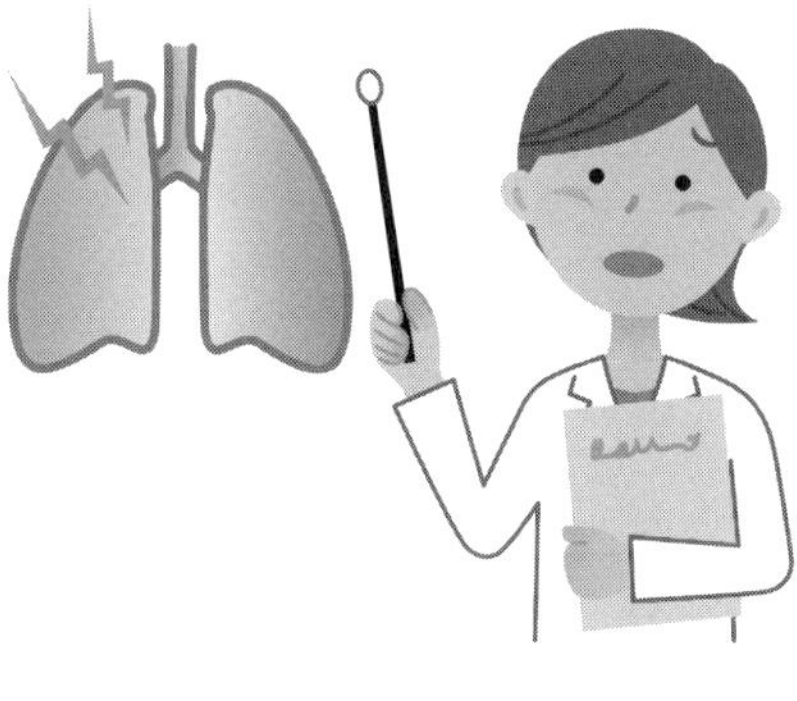

本章では、〈患者をトータルにみること〉を具体的に考える第一段階として、主としてフッサールとメルロ＝ポンティの現象学をベースにして、いわゆる「病気」に対する患者と医師の理解の仕方の違いを明らかにしたトゥームズの名著『病いの意味』をとりあげ、まず、医師が患者の「病気」をどう診ようとするのか、それに対して患者は「病気」をどのように経験するのか、その違いについて考察することにしたい。

著者トゥームズ（S. Kay Toombs, 1943-）は、アメリカ・テキサス州にあるベイラー大学で永らく教鞭をとり、現象学を中心とした哲学研究をベースにして、病いの体験や身体の現象学、現象学と医療との関係について研究を行ってきた哲学者であるが（現在は同大学名誉准教授）、病気に対する患者と医師の理解の仕方の違いに関するトゥームズの関心は、彼女自身の「多発性硬化症の患者としての経験」から発している。自身の病気について医師たちと話していると、目的が食い違い、まったく違う事柄を話しているように思われ、互いに納得し合うことは決してできないように感じることがよくあった、とトゥームズは自らの経験をこの書物の冒頭で回顧しているが、彼女はその原因が、互いの不注意や無神経といったことにではなく、「病気」に対する患者と医師の理解の仕方の根本的な違いにあることを見抜き、それを、フッサールとメルロ＝ポンティの現象学を主な手がかりにして、物事を経験する態度と身体の在り方から根本的に明らかにしようとしたのである。

しかし、疾患を科学的に診断することには長けているが患者の病いを理解することができない医師という、この書物でトゥームズが描く「医師」像は、かなりステレオタイプ化されているので、それを紹介する本章を読むと、いや、そのような医師ばかりではない、と反発を感じる読者もきっと少なくないのではないかと思う。私自身も、そのことは十分承知している。むしろ私は、「ケアと医療の現象学」の研究活動を進めるなかで、患者の「病い」の物語を理解するべく「対話する医療」を目指す家庭医・孫大輔氏や、患者の地域での暮らしを支え、高齢者が生活者のまま老いや死に向き合っていける地域医療に奮闘する医師・高山義浩氏をはじめ、トゥームズの描く典型的な「医師」像にはまったく収まらない多くの素敵な医師たちに出会ってきた。また「医師」と一口に言っても、内科医、外科医、精神科医など専門とする科によって、疾患と病いへの構えがかなり異なることも、身をもって経験してきた。

　しかし、自然科学としての「医学」が医師に対して患者をどう捉え、どう扱うよう促すのかという点を現象学という哲学の立場から考える場合、トゥームズの考察は、

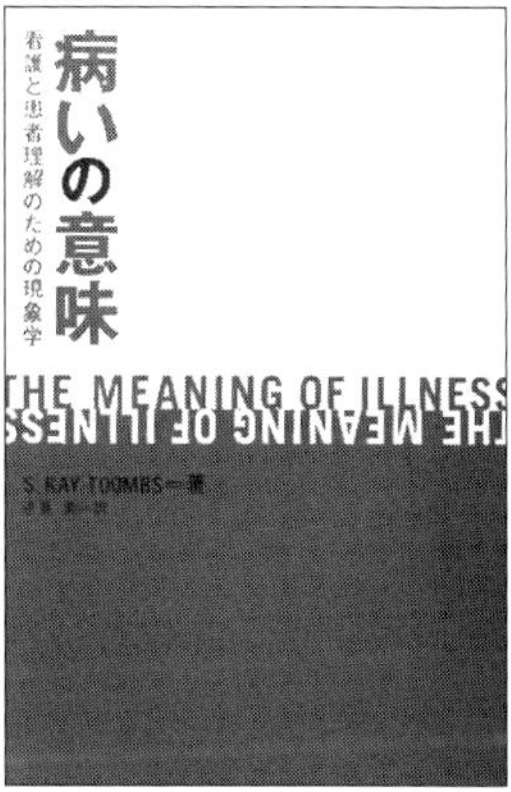

『病いの意味―看護と患者理解のための現象学』（永見勇訳、日本看護協会出版会、2001 年）

それでもやはり本質的な一つの側面を突いているように思われる。そこで以下、本章では、彼女の考察のうち、物事を経験する際に患者と医師が取る態度の違いに関わる部分を、本書の考察に必要な限りで紹介していくことにしたい。

†用語上の注意

しかし、初めに断っておかなければならないことがある。本書では第一章で、私たちが一般に「病気」と呼んでいるものを、ベナーも受け継いでいるクラインマンらの区別に倣って、医学的に捉えられる「疾患（disease）」と、患者自身が体験する「病い（illness）」とに区別したが、トゥームズはこの disease と illness の区別を必ずしも踏襲してはいない。本書で言うところの「疾患（disease）」を、トゥームズは disease state（邦訳では「病状」）と表現する一方、彼女の著作のタイトルの一部にもなっている illness のほうは、一般に「病気」と言われるものの総称として用いられる広義の場合（この場合は、disease state も含まれる）と、本書で言うところの「病い」の意味で用いられる狭義の場合とがあり、とくに後者の意味を強調したい場合には、illness-as-lived（邦訳では「生としての病気」）や immediate lived experience of illness（邦訳では「直接体験として経験する病気」）などという表現が用いられる。著作のタイトル The Meaning of Illness は、患者と医師とでは illness の意味、理解の仕方が異なるという趣旨を表現しているので、この illness は、本書で言うところの狭義の「病い」ではなく、一般に私たちが「病気」と呼んでいるもののほうであり、本書の用語の整理の仕方にしたがえば、『病気の意味』とすべきだろう。

このように、トゥームズのこの著作には、disease と illness という用語の用い方に、本書とずれがあるが、著作全体の趣旨としては、患者によって生きられている illness（本書で言うところの「病い」）と医師が理解する disease state（本書で言うところの「疾患」）との違いを理解することが、医師と患者の共通理解のために決定的に重要だということであるので、以下の論述においては、混乱を避けるために、トゥームズの著作の内容を、本書の用語法に合わせて整理して、解説していくことにしたい。

†患者がとっている自然的態度と医師がとる自然科学的態度

トゥームズによれば、患者は病気を、最初はそれとはっきり自覚しないまま（＝先反省的）に何かしら普通でない身体感覚として直接的に経験する。次いでその身体感覚に（反省的に）注意を向け、たとえば腹部や胸の痛みとして自覚し、さらに場合によっては患者はそれを、その人のそれまでの経験や家族関係、社会的文化的状況等によって、たとえば「胆嚢炎かもしれない」とか「心臓発作に違いない」と疾患名で解釈することもある。しかし、トゥームズによれば、これらはみな、患者が症状を直接経験したりそれを自ら解釈したりした「病い」であって、医師が病理解剖学的・病態生理学的な所見に基づいて診断する「疾患」とは性質が全く異なっている。つまり、患者によって経験される「病い」と医師によってとらえられる「疾患」との間には根本的な違いがあるのだが、トゥームズによれば、この違いは、患者が「自然的態度」をとっているのに対して、医師が「自然主義的態度」をとっていることから生じてくる。

彼女によれば、「自然的態度(natural attitude)」とは、日常生活の世界において物事を理論化せず(=先理論的)に直接的に経験しているときの態度であり、これに対して、「自然主義的態度(naturalistic attitude)」とは、日常の生活世界における直接的な経験から抽象化を行い、世界経験の因果的構造を理論的・科学的に説明していくときの態度である。

これら二つの対概念は、トゥームズ自身も述べているように、フッサール現象学から学ばれたものであり、本書第二章「1 フッサール」において、意識がとる「自然的態度」と「自然科学的態度」として解説しておいたものである。「自然主義的態度」と「自然科学的態度」とは、表現は異なるが同義と考えてよく、フッサール自身、『イデーンII』ではどちらの表現も用いているのだが、読者には「自然科学的態度」という表現のほうが分かりやすいと考え、第二章では「自然科学的態度」という表現を用いて解説を行っておいた。そこでは、自然的態度をベースにして成立した自然科学的態度が習慣化することによって、自然的態度で生きられている生活世界が忘却され、それが最晩年のフッサールによって学問と人類の危機として捉えられたことにも触れ、さらに私たちは多少先取りして、それが医学的態度と医学の危機をも意味することを論じたが、トゥームズの考察はまさに、この点と関わっているのである。

トゥームズによれば、私たちは日常、自然的態度をとり、世界と世界の内部の物事の存在を当たり前のものとして受け取って、それらを直接的に経験している。身体の不調も直接的に経験されるのであり、この直接経験（およびその解釈）が「病い」なのである。しかし、意識がひとたび自然主義的態度（＝自然科学的態度）をとると、直接的な経験が科学的に説明されることになり、「病い」経験も「疾患」として概念化されてしまう。両者の間には「決定的なギャップ」があり、これが病気に対する医師と患者の理解の仕方の決定的な違いを生みだすのである。

†医師の見方と患者の見方の根本的な違い

病気に対するこの医師と患者の理解の仕方の違いについて、トゥームズは、フッサール現象学をベースにしつつ、フッサールから大きな影響を受けて現象学的社会学を展開したシュッツ（Alfred Schutz, 1899–1959）や、さらにハイデガーなども参照しながら詳論しているので、以下、いくつかの点にまとめてみたい。

第一に、患者は本来、病気を「日常生活に及ぼす影響」という観点から「病い」として経験する。これに対して、医師は病気を「ある特定の疾患を明確に示すような身体の兆候と症状の集合」として理解するように訓練されているために、病気を「多発性硬化症」、「糖尿病」、「消化性潰瘍」などの「一個別事例（*a particular case*）」として主題化する。患者は病気を自分自身の「病い」として直接的に経験し、この病いそれ自体に注意を向けているのだが、医師のほうは、患者の病気を、何らかの疾患の典型例（a typical example）として見ようとするので、明らかに焦点の合わせ方が異なるのである。

そのため、患者にとってはたとえば「腎不全」が、仕事でもあり生きがいでもある物作りが満足にできなくなるような、自らの実存を揺るがす「病い」として経験されていても、医師にとっては、「腎不全」の患者の一人として捉えられてしまう、ということも起こりうる。医学系の学会に参加するとよく耳にする「症例」という表現は、〈自然科学としての医学が医師に要請する病気を診る見方〉を端的に表しているように筆者には思われる。

第二に、患者は上述のように、自分の病気を日常生活に及ぼす影響という観点から「病い」として経験するがゆえに、それを表現するのに患者が用いる語彙は、〈たとえば、「足の調子が悪くなって、家事がうまくできなくなった」というような〉日常の生活や役割に関わるものである。しかし医師のほうは、「病気を「客観的な」量化可能なデータに基づいて主題化する」という「医療専門職に広く行き渡っている「心の習慣」(the prevailing "habits of mind" of the medical profession)」をもっているために、「臨床データだけがもっぱら患者の病気の「現実」を表すものだ」と考えがちになる。そのため、検査結果が「客観的基準」を満たしていない場合、患者は自分が病んでいることをじかに経験しているにもかかわらず、医師は患者の訴えを正真正銘の病気ではないと結論してしまうという事態も起こりうるのである。

ここで言われている、「病気を「客観的な」量化可能なデータに基づいて主題化する」という「医療専門職に広く行き渡っている「心の習慣」」は、フッサールの言う「自然科学的態度」の習慣化の一つの在り方に他ならない。したがって、この「心の習慣」は、本書で言うところの「発生的成り立ち」を有しているわけだが、トゥームズはこの「心の習慣」という概念で、筆者が前章で指摘した医学的態度の習慣化という事象を言い当てているわけである。

第三に、医師は、自然科学的態度を習慣的に採り続けることによって、患者の病気を「客観的な科学的構成概念によって概念化」し、病気を〈たとえば身体の何らかの臓器の失調として〕事物的に対象化（reify）することによって、これを「疾患」という客観的な存在として捉える。つまり、自然科学的態度を採る医師が目指すのは、患者の病気を「病理学的な「事実」」として把握して、「疾患を正確に診断すること」なのであり、その結果、苦しんでいる患者からは切り離された「純粋な疾患」なるものが存在するかのようにも思われてしまう。しかし、このような自然科学的態度では、「疾患に関する客観的で量的な説明」が優先されてしまい、「患者のもつ病いの主観的体験」が無視されてしまうのである。

医師のもつこうした心の習慣や傾向を、自らも医師である孫大輔氏がうまく描写しているので、ここで紹介しておこう。

> ある患者が症状とともに来院します。医師は患者の話を聞き、質問し、身体を診察し、いくつかの検査をしながら原因を調べていきます。このとき、医師の頭の中では、診断に関する複数の仮説が浮かび、どのようなメカニズムが患者の症状を引き起こしているのか、つまり医学的診断は何かという説明を求めて回転しています。そのとき、患者が考えたり感じたりしていることはあくまで「主観的」なこととして、病態を説明するための情報の一つとして捉えられています。極端に言えば、医師は患者の多様性と個別性

に富んだ「主観的」な物語を聴くのが苦手であり、むしろ「嘘」をつかない検査データのほうを信頼しがちなのです。

(『対話する医療――人間全体を診て癒すために』六三―六四頁)

孫氏の趣旨は、医師がもともとこうした心の習慣、傾向をもつことを踏まえたうえで、対話を通じて人間全体を診ることの大切さを強調するところにあるのだが、右の文章は、医師が自然科学的態度を採って医学的診断を行おうとすることによって、「疾患に関する客観的で量的な説明」が優先され、「患者のもつ病いの主観的体験」が無視されがちなことを、うまく描き出しているように思われる。

トゥームズに戻ろう。

第四に、患者と医師の態度の違いは、両者にとっての物事の重要度(relevance)の違いにも表れる。病気になった患者は、自分が本来弱く傷つきやすい存在であったこと(one's own inherent vulnerability)に直面し、死に対する「根源的な不安(fundamental anxiety)」に支配される。そうした状態の患者にとっては、健康を完全に回復できるかどうか、病気になる前の日常生活に戻ることができるかどうかが、最重要な問題であるのに、医師にとって最も重要なのは生理学的、解剖学的な臨床データであり、そのデータをもとにどのような医学的介入が可能かを決めることが重要な問題となる。そのため、医師には、患者の抱いている恐怖と不安が見えなくなってしまうのである。

第五に、患者の自然的態度と医師の自然科学的態度との違いは、両者が経験を類型的に捉えていく際の違いにも表れる。私たちは日常生活を送るなかで、経験される物事を何らかの類型の一例として（たとえば一本の木として、一台の自動車として）捉え、このような類型化（typification）に基づいて、互いのコミュニケーションを成り立たせているが、病気を生き抜いている患者は、自分の身体的障害を、何らかの疾患の一例としては決して経験しない。

むしろ患者は、その障害を、自分に起きた比類のない出来事として経験し、自らの弱さ・傷つきやすさに向き合わざるを得なくなる。これまで当たり前のように営まれていた日常生活が、今まで通りにはいかなくなり、慣れ親しんだ世界が予測不可能なものとなり、自分自身の自己の統合性も脅かされる。「人は誰でもいつかは死ぬものだ」といった「類型化した一つの出来事としての死」ではなく、「この他ならぬ私自身がもはや生き続けることができない」という「個人的で具体的な気づきとしての死」に直面するのだと、トゥームズはハイデガーを参照しつつ述べるのである。（トゥームズは、本書第二章で解説したハイデガーの「死」をめぐる議論を、人は病気になって初めて、「人は誰でもいつかは死ぬものだが、さしあたり自分には関係ない」といった世人的な死の理解から脱して、他ならぬ自分自身の死に向き合うようになるものとして、理解しているわけである。）

これに対して、医師は患者の病気を、何らかの疾患の「一典型例（a typical case）」として（たとえば糖尿病や水疱瘡や麻疹の一典型例として）類型化して捉え、さらにそこから、専門家だけが利用できるような専門的知識によって「科学的類型化（scientific typifications）」を行う。なるほど、患者も自分の障害を「典型的（typical）」に捉えることはあり、トゥームズも、多発性硬化症の患者として、平衡機能の喪失や歩行障害を自分の障害の「典型」として捉えると述べている。しかし平衡機能の喪失は、トゥームズにとって、家のなかをあちこち歩くときにはいつも家具につかまったり、壁に触れたりしながら移動しなければならないという意味で、「典型的」な経験であり、歩行障害は、それが自分の典型的な存在の仕方〔実存の仕方！〕を具体的に示しているがゆえに「典型的」なのであって、こうした類型化は、医師が行うような「疾患」の科学的類型化では決してない。

なるほど、医師と患者は、日常生活における科学以前の類型化をある程度共有しており、この類型化に基づいて患者は自分の身体的障害の経験の説明を試み、医師も診断のプロセスを開始する。つまり、医師もいったんは科学以前の〔先科学的な〕類型化に基づいて患者の病気を理解するのだが、科学的態度を採ることによって、患者と共有することのない科学的類型化のレベルに移行して、患者の病気を客観的な疾患の多少とも典型的な個別事例として概念的に捉え、患者に対しても科学的な類型的用語で説明しようとする。そのことによって、両者はコミュニケーションが図れなくなるのだと、トゥームズは考えるのである。

†医師が患者になると……

それでは、どうしたら医師と患者とは互いに理解し合うことができるのだろうか。トゥームズは、患者が経験している「病い」の意味を理解することの大切さを説く。しかし彼女はそうした論点に入る前の箇所で、いくつかの文献から、医師自身が患者になった時の興味深い経験を紹介しているので、私たちもここでそれに触れておきたい。

トゥームズが紹介しているのは、オレゴン健康科学大学のリューマチ学の主任を務めたことのあるエドワード・E・ローゼンバウム医師の経験である。彼は自著の中で、次のように述べているという。「私は患者になる前に、五〇年も医療に携わってきたのですが、患者になって初めて、医師と患者が同じ土俵に立っていないことを学びました。ベッドサイドに立っているときと、ベッドに横たわっているときとでは、見えるものが全く違うのです」。——「ベッドサイドに立っているときと、ベッドに横たわっているときとでは、見えるものが全く違う」というのは、きわめて印象深い表現だが、ローゼンバウム医師は自分が病気になって初めて、自分が目下直接経験している「病い」と、それまで自分が行ってきた「疾患」に関する科学的な説明との間の決定的なギャップに気づき、医師と患者における物事の見方の違い、経験のされ方の違いを身をもって経験したのだと言えるだろう。

トゥームズによれば、ローゼンバウム医師のように、自分が患者になって医師と患者の違いに気づいた医師は少なくないが、彼らはまた自分たちの「病い」経験を、同僚の医師たちに語ったり相談したりするのが極めて難しいことも経験しているという。それは、同僚の医師たちに、自ら患者になった経験がないからであろうが、それでは、すべての医師が病気にかかり患者になれば、患者を理解することができるようになるのかと言えば、ポイントはそこにあるのではない。むろん、医師と患者との「決定的なギャップ」を身をもって経験することは重要であろうが、問題の本質は、すでに論じてきたように、自然科学としての医学が医師に要請する自然科学的態度と、それによって形成される医療専門家としての「心の習慣」が、患者の直接経験している「生きられている病い（the illness-as-lived）」を捉え損ねるところにあるからである。

†患者が経験している「病いの意味」を理解するということ

繰り返すが、患者は自然的態度を採り、病気を「病い」として直接的に経験するが、医師は自然科学的態度を採って、病気を「疾患」として科学的に概念化するために、患者の直接経験から距離を置くことになる。こうして両者の理解に決定的な溝が生まれ、医師は患者をトータルにみるどころか、まったく理解することができなくなるのである。

とすれば、患者の疾患を理解するだけでなく、患者の病い経験をも十分に理解することが、本書の関心の的である〈患者をトータルにみること〉につながることは、今や明らかであろう。それでは、患者の病い経験を理解するということ、「患者によって生きられている経験を理解する」ということはどういうことだろうか。トゥームズは、「意味の構成(constitution of meaning)において、経験する者と経験される事柄との間には本質的な相関関係がある」というフッサール現象学の根本洞察に基づいて、各々の患者において「病い経験の意味」がどのように構成されているのかを考慮する必要があることを強調している。つまり、各々の患者にとっての病い経験の「意味」に注目し、その成り立ちを理解することが患者をトータルに理解することにつながり、治療の効果を上げることにもなるのである。トゥームズは、「どの患者も自分の障害に、他の患者と正確に同じ意味を与えるような者は誰一人いない」と述べ、患者一人ひとりの「生活史的状況」や「民族的、文化的背景」などの「地平」を考慮することが決定的に重要だと強調しているが、それは、患者の「病い」という意味経験の構造的・発生的成り立ちを理解することが大切だということである。それでは、どうしたら患者一人ひとりの背景を理解し、病いという意味経験の構造的・発生的成り立ちを理解することができるようになるのだろうか。

†患者の語りを聴くということ

トゥームズはこの点に関して、まずもって、「患者の語り（the patient's narrative）」を聴くことが重要だと述べている。患者と医師とのコミュニケーションが難しいのは、トゥームズによれば、患者が直接経験している「病い」がそもそも「主観的（内的）体験」だからである。こうした体験を「客観的な時間尺度の単位に沿って説明する」ことは難しい。しかし、自然科学的態度を採る医師は「客観的な時間尺度を用いて、身体的事象と生物学的プロセスを測定し、患者の病いを疾患として定義して」、治療介入を計画しようとするため、医師にとって、自らの経験を「客観的な時間尺度」で説明できない患者は「信頼できる語り手」として信用されなくなる。かくして、より「客観的」に捉えられる疾患が優先され、患者によって生きられている経験がいよいよ無視されるようになるのである。

しかし、「現象学的」な立場からすれば、「患者の声を無視することは、病いそのものを無視すること」であり、「患者の語り」を聴くことが、患者の病いを理解するうえで中心的な役割を果たすようになるべきだと、トゥームズは主張する。そして、そのためには、「問診（interrogation）」ではなく「対話（dialogue）」が重視されるべきだと彼女は主張するのである。

たとえば「しびれ感はありますか」といった「イエス」か「ノー」かでしか回答できない問診では、患者の経験は読み取れず、患者によって生きられている経験は完全に無視されてしまう。「客観的」なデータを導き出そうとする純粋に「生物学的」な視点で問診がなされる場合、とくにそうした傾向が強くなる。しかし、医師が患者の経験していることを学ぼうとするのであれば、「患者との対話」を始めなければならない。「黒っぽいタール便がありましたか」「歩くとひどくなりますか」といった質問に終始せず、「それはどんな具合ですか（What is it like?）」とか「それはあなたにとってどうですか（How is it for you?）」といった質問に進んでいかなければならない。目指されるべきは、「患者が病いについて一人称の語りができるような対話」なのである。

トゥームズはさらに、「医学の声（voice of medicine）」よりもむしろ「生活世界の声」（voice of the lifeworld）を聴こうとするときにこそ、「病いの物語（illness story）」は、病いの直接経験である「身体と自己と世界の混乱（生きられている身体の障害）」を物語ってくれるようになること、さらに、「語り（ナラティブ）」こそ個人の生活のコンテクストの内部に病いを明確に位置づけ、その特定の生活状況に内在する意味――すなわち患者の病い経験に直接関係する意味――の成り立ちを開示してくれることも強調している。つまり、自然科学的態度を採って患者の「疾患」を単に医学的に診断するだけでなく、「対話」をつうじて患者の語りに耳を傾け、患者が日常生活の状況の中で直接経験している「病いの意味」とその成り立ちをも理解しようとすることが、〈患者をトータルにみること〉に繫がるわけである。

このことは先に紹介した「対話する医療」を目指す医師・孫大輔氏も同じく強調している。彼は、診断のための医学的情報の収集なら、将来的にその役割は人工知能やロボットに置き換わっていくかもしれないが、「人間である医師にしかできない役割」、「人間である医師が果たすべき役割」とは、そういうものではなく、「対話」をつうじて患者の「病い」の「物語」に耳を傾け、医学的視点（「生物医学のまなざし」）に還元されることのない患者の「生活世界のまなざし」を理解し、それに「共感する」ことなのだと述べている。

それでは、対話における患者の語りを通じて、患者一人ひとりの病いの経験の意味とその成り立ちを理解するには、どのような視点をとり、どのようなことに着目すればよいのだろうか。

私は、この点で、ベナーらが展開した現象学的人間観が大いに役立つのではないかと考えている。そこで、次章では、ベナーらの現象学的人間観を概観し、トゥームズの見解もそこに位置づけてみたいと思う。

第四章

患者の病い経験を理解するために

——ベナー／ルーベルの現象学的人間観

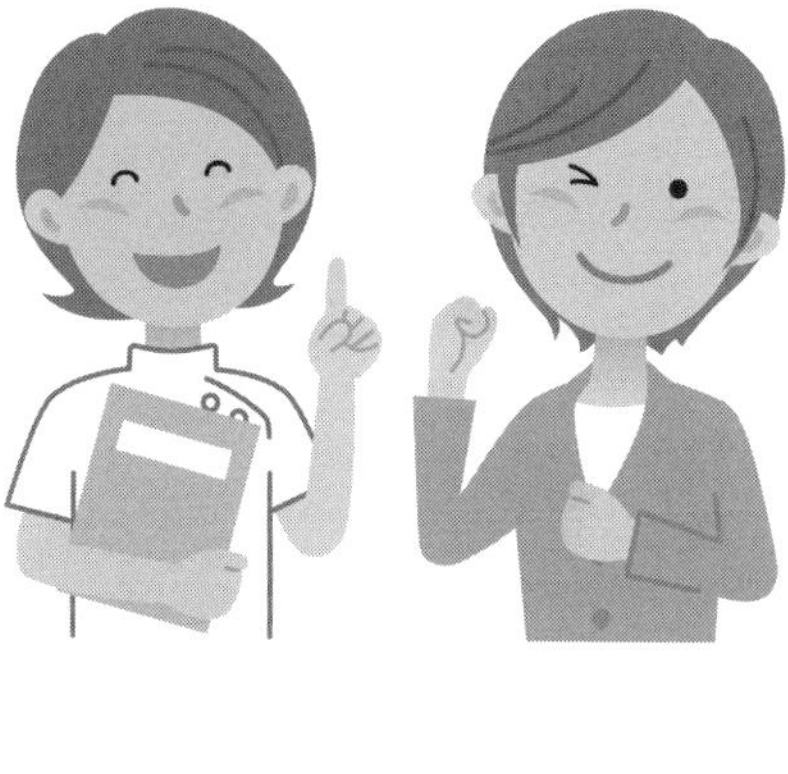

アメリカの看護学者ベナー（Patricia Benner, 1942–）は、初心者から達人へと至る看護師の技能習得の過程と達人の持つ卓越した力の内実を明らかにした看護論『From Novice to Expert（初心者から達人へ）』（原著初版一九八四年：邦訳のタイトルは『ベナー 看護論』）でつとに有名であるが、彼女の理論の哲学的なベースは、実は現象学にある。すでにこの『初心者から達人へ』において、看護師たちへのインタビューと参加観察の記録が「ハイデガーの現象学」に基づいて解釈され、看護師の技能習得の過程が、アメリカの著名な現象学者ヒューバート・ドレイファス（Hubert L. Dreyfus, 1929–2017）と兄の数学者スチュアートによって開発された技能習得の「ドレイファス・モデル」にしたがって分析されているところに、そのことは認められる。さらにルーベルとの共著『The Primacy of Caring（気遣いの第一義性）』（原著初版一九八九年：以下では邦訳のタイトル『現象学的人間論と看護』と表記）では、明確に「ハイデガーとメルロ＝ポンティの著作に基づいた現象学の立場」にたって、「現象学的人間観（phenomenological view of the person）」が提示され、それに基づいた看護理論が展開されている。ベナーらの現象学的人間観の内実は、ハイデガーとメルロ＝ポンティの現象学（のヒューバート・ドレイファスによる解釈）に基づく人間存在論であると言ってよいが、ベナーらは本著作において、この人間存在論に基づいて、「疾患」がいかにして意味を帯びた「病い」として経験されるのかを明らかにし、さらに

「病い」に照準を絞って、「病い」への対処としての「看護ケア」の在り方を示している。とすれば、ベナーらの現象学的人間観（現象学的人間存在論）――それは五つの視点に整理することができるのであるが――の内実を理解することによって、患者が経験している「病いの意味」とその成り立ちを理解する方途が開かれるはずなのである。

さらに、前章で私たちは、自然科学的態度を採って患者の「疾患」を単に医学的に診断するだけでなく、患者の語りに耳を傾け、患者が日常生活の状況の中で直接経験している「病いの意味」とその成り立ちをも理解しようとすることが、〈患者をトータルにみること〉に繋がることを明らかにしたわけであるから、ベナーらの現象学的人間観の内実を理解することが、〈患者をトータルにみるための視点〉を与えてくれることにもなるだろう。

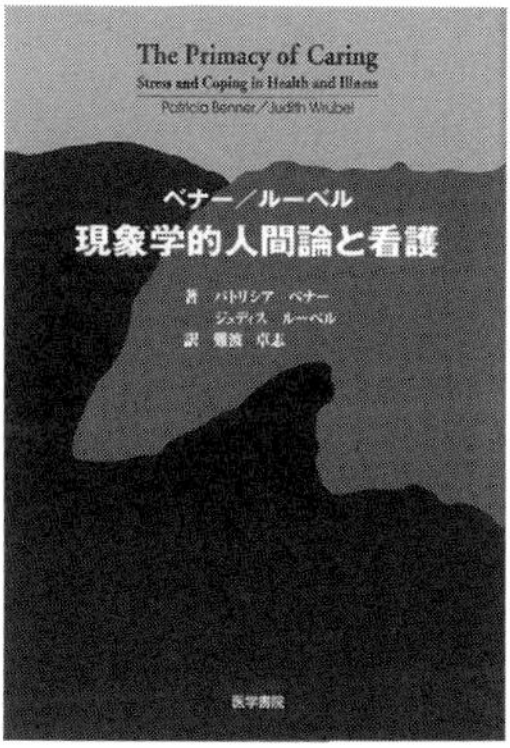

『現象学的人間論と看護』（難波卓志訳、医学書院、1999年）

そこで以下、ベナーらの現象学的人間観の五つの視点について、前章でのトゥームズの見解もそこに位置づけながら再構成し、一つ一つ解説していくことにしたい。

1　身体化した知性

『現象学的人間論と看護』において、現象学的人間観の視点として第一に挙げられているのは、私たち人間が、いわゆるデカルト的な心身二元論が想定するような、〈知性ないし理性としての精神〉と〈物体としての身体〉とに分断された心身二元的な存在ではなく、むしろ「心身の統合した存在」であるということ、そして、実は「身体が有する知性」すなわち「身体化した知性（embodied intelligence）」こそが、精神の高級な知的活動をも支えている、ということである。

「身体化した知性」は、ベナーらによれば、慣れ親しんだ顔や事物を認知するとき、意識的に注意しなくても姿勢を維持したり身体を動かしたりするとき、また熟練看護師が患者に注射をしたり採血をしたりするときなど、人間のさまざまな活動領域において働いている「身体的志向性（bodily intentionality）」なのだが、これらの働きは、スムーズに機能しているときにはそのことに注意が向けられないために、普段は気づかれることなく、迅速に、無意識的、非反省的に行われている。身体化した知性が人の意識に上るのは、それがうまく機能しなくなったときだけなので、うまく機能しているときの在りさまは、これまで注目されず、研究もされてこなかったのである。

†なぜ身体化した知性なのか

しかし、慣れ親しんだ顔や事物を認知するとき、また意識的に注意しなくても姿勢を維持したり身体を動かしたりするとき、さらに熟練看護師が患者に注射をしたり採血をしたりするときに「身体化した知性」が働いているとしても、それがなぜ「知性」と呼ばれるのだろうか。それは、こうした日常生活の基礎的な活動や熟練した技能を、コンピュータが内蔵されたロボットにさせようとすると、人間知性がどれほど複雑なプログラムを組み込まなければならないかを考えれば、分かるだろう。そうした活動や技能は、そのときどきの状況や物事の意味——たとえば、面と向かった人の顔をよぎるつかの間の表情や、注射をしたときの患者の体の微妙なこわばりの意味——を、それとして対象化して概念化〔言語化〕することなく瞬時に認知してそれに応じる、優れて知的な活動なのである。身体は、そうした活動を何の苦もなく無意識的、非反省的にやってのけてしまうのであり、まさにこのようなきわめて基礎的ではあるが優れて知的な活動や熟練技能をベースにして、いわゆる意識的で高度な知的活動が行われるのである。

人間は「身体化した知性」を有した存在であるというこの視点が、メルロ＝ポンティの現象学に基づくものであることは、第二章での考察を経た読者にはすでに明らかであろう。実際、ベナーらは、身体がもつこの「意味を帯びた状況に応じる存在論的能力」という視点を、ヒューバート・ドレイファスが一九七七年から一九八五年にわたってカリフォルニア大学バークレー校で行ったメルロ＝ポンティの著作に関する諸講義から学んだことを、注記している。メルロ＝ポンティが明らかにした「身体がもつ存在論的能力」は、ドレイファスの解説によれば「五つの次元」に分けられるとベナーらは述べているが、ここではそのうち、本書にとって関係の深い「生得的複合体」と「習慣的身体」についてだけ、ごく簡単に取り上げておくことにしたい。

†生得的複合体

まず、「生得的複合体（inborn complex）」とは、ベナーらによれば、「赤ん坊が生まれたときに具えている前文化的な身体」の能力である。文化は生まれてから徐々に身につけていくものであるがゆえに、この能力は「前文化的」と形容されるのだが、そうした身体の能力には、たとえば新生児が視覚的な形や動き、音などに反応して顔を向けたり近づいたり避けたりする反応などが含まれる。人間の身体は生まれたときから、意味を帯びた状況に応ずるこのような「反応能力の複合体」を具えており、人間はこうした「生得的複合体」を具えた身体存在として、まずもってこの世界に生き始めるのである。なお、ベナーらはとくに触れていないが、すでにこの能力が、母親の微笑みに対して新生児が微笑み返す場合のように、間身体的な交流を支えるものであることにも、注意しておいてよいだろう。

†習慣的身体

これに対して、「習慣的身体（habitual body）」の能力には、一方で「人からどれだけ距離をとって立つか」とか「挨拶の仕方」といった、「文化的・社会的に学ばれた姿勢・身振り、慣習のすべて」が含まれる。そうした「身体の習慣」の多くは、人生の初期におそらくは親や周囲の人たちに自分を同一化して模倣することで学ばれたものであり、本書で言うところの「発生的成り立ち」をもつものなのだが、それらは、とりたてて自覚されることなく次第に習得されて、「習慣的身体のうちに組み込まれて」いる。この能力も、ベナーらは明言していないにせよ、身体同士の間身体的な交流の中で習得され、またそのつど間身体的な交流のなかで発揮されることは明らかであろう。

他方、「習慣的身体」の能力には、取り立てて自覚されることなく間身体的に習得されるものだけでなく、意識的に習得される道具使用の技能のような「熟練技能を具えた習慣的身体（habitual, skilled body）」の能力もまた含まれる。たとえば、医療者がプローブやメスや静脈カテーテルといった道具を使用する場合を考えてみよう。初心者のときにはそれらの道具は扱いにくい異質なものとして経験され、使用するときには自らの身体とその道具に意識を集中しなければならない。しかし熟練してくると、次第に道具と身体とが一体となり、身体の意識が道具の先端にまで広がり、道具そのものに知覚能力が具わるようになる。医療者であれば、医療器具に関するこのようなスキル習得の経験を多少なりともされていることと察するが、こうした道具使用の技能習得も、ベナーらによれば、まさに「身体化した知性」によるものであり、熟練した道具使用の経験は、本書で言うところの「発生的成り立ち」をもつことになる。熟練した臨床家は、このようにして習得され習慣化した身体能力によって、複雑な臨床場面でも、そのつど状況の意味を察知し、それに応じて、行為への構えが取れるようになるのである。

†「病い」経験を理解する視点として

「身体化した知性」はしたがって、医療や看護におけるさまざまな熟練技能を可能にしている当のものであるわけだが、患者の経験している「病い」を理解するうえでも、この

「身体化した知性」という視点は一つの手がかりになる。というのも、「疾患」にかかることによって何らかの仕方で「身体化した知性」が損なわれ、そのことによって初めて患者は、これまで何の苦もなくできていたことが、疾患によって今やできなくなっていることを意識化させられるからである。ここで、「身体化した知性」が損なわれることによって生じるこの「病い」経験もまた、「これまで」何の苦もなくできていたことが疾患によって「今や」できなくなっている経験である以上、「発生的成り立ち」をもつことは、明らかであろう。

第一章で紹介した物作りの職人のことを思い起こしてほしい。彼は、末期腎不全という疾患に罹り、週三回、一日四～五時間の血液透析（ＨＤ）を受けることによって、手の感覚が鈍り、仕事であり生きがいでもある物作りがうまくできなくなったのであった。彼は、末期腎不全という疾患によって、また血液透析という療法によって、彼がこれまで身につけていた物作りに関わる「熟練技能を具えた習慣的身体」の能力が今や損なわれてしまっていることを初めて自覚し、それが彼にとっては、「仕事であり生きがいでもある物作りがうまくできなくなってとても辛い」病いとして経験されていたのである。

したがって、患者の「病い」経験を理解するためには、患者との対話のなかで、患者のこれまでの「身体化した知性」が疾患によってどのように損なわれたのか、そしてその結果、それを当人が今やどのように経験しているのかというその「発生的成り立ち」を見つめようとする視点が欠かせない。そしてこの視点が、患者をトータルにみるための一つの手がかりになるのである。

†トゥームズの「病い」の経験

ベナーらの現象学的人間観の第二の視点に叙述を進める前に、ここで、前章で取り上げたトゥームズ『病いの意味』に立ち戻り、身体化した知性が疾患によって損なわれたときに、どのような病いの経験をするのかを、さらに具体的に見ておこう。というのも、前章では、医師の自然科学的態度と患者の自然的態度との違いを際立たせることが主題だったために、ほとんど言及しなかったが、トゥームズはこの著作の後半で、「生きられている身体」に着目し、自らの多発性硬化症という疾患によって自分がどのような病いの経験をしているかも含め、身体の疾患による「病い」の生きられた経験を数多く印象深い仕方で語っているからである（前章と同様、ここでもトゥームズの述べている内容を、本書での用語に合わせて紹介する）。

トゥームズによれば、病気になると、まずもってそれは、いつものように（習慣的な仕方で）世界に関わることが「できなくなる（inability）」こととして経験される。頭痛は、単に頭部の痛みとして経験されるだけでなく、読書に集中することも、聴いている音楽を楽しむことも「できなくなる」状態として経験される。また病気になると、「身体の志向性（bodily intentionality）」が混乱するために、今まで役立つものとして捉えられ、それゆえ特に気にもしていなかった物が、身体にとって悩みの種として現われる。健康なときにはたんに上ればよかった階段は、狭心症になると、「迂回したり」「避けたり」、あるいは「恐れ」さえ抱かせる「障害物」として知覚される。病気になると、歩く、走る、持ち上げる、立ち上がる、食べる、話すなど、今まではあまり考えずに行ってきた日常生活における習慣的行為が、努力して集中しなければならない行為になってしまうのである。

トゥームズはさらに、多発性硬化症の患者は階段で躓くので、自分の身体の直観的感覚が当てにならなくなり、空間感覚が混乱して、世界の現われ方が変わってしまうことや、普通ならその建築様式の美しさに畏敬の念を抱くであろうリンカーン記念堂を「何段もの階段を上らなければならない」建築物として経験した自らの体験も、記している。このように、病気はまずもって、自らによってとりわけ意識せずに「生きられている身体」の「混乱」として、また自分の身の回りの生活空間のありようの変化として、経験されるのである。先に見た、ベナーらが言うところの〈身体化した知性〉が損なわれた事態を、トゥームズはこのように捉えているのである。

しかし、それだけではない。病気になって、生きられている身体の混乱を経験すると、患者は、それまでのように非反省的に自分の身体を生きるのではなく、自分の身体を対象化して「身体として」捉え、それに注意を向けるようになり、その結果、身体が「生きられている身体（lived body）」から「客観としての身体（object-body）」へと変容することを、トゥームズは指摘している。

たとえば、カップに手を伸ばしてコーヒーを飲もうとするとき、正常な状態であれば、私はコーヒーカップとコーヒーに注意を向けており、自分の手の行為にはっきりと焦点を合わせたりはしない。しかし、手にケガをしたり、手にマヒがあったりしたら、私は自分の手に注意を向け、「手として」対象化せざるを得なくなるだろう。

道具は、うまく使えなくなったときにこそ、「うまく使えない道具」としてその道具性格が際立つということを見てとったのは、ハイデガーであったが、トゥームズは、身体の機能がうまく働かないことで、（たとえば何かに触れたり持ち上げたりするための道具としての手といった）「身体の道具性」があらわになり、自らの身体を「欠陥のある道具」として自覚することになると述べる。こうして、身体が「物質的」な道具として客観化（＝対象化）される。患者は、自らの身体を、物理的な厄介物として、意のままにならない「他者性」を帯びたものとして経験するようになり、さらに自らの身体を「機能不全を起こしている生理学的有機体」としても客観化するようになるのである。

しかし、「生理学的有機体」として客観化するのだとすると、患者は自らの身体を、医師と同じように自然科学的に見ることになるのだろうか。慢性疾患の場合のこのような身体の客観化について、トゥームズが自らの経験に即して語っていることを見てみよう。

慢性疾患の場合、身体に注意を向けざるを得ないという事態は日常茶飯事である。たとえば私は、多発性硬化症の患者として、すでに自分の身体的障害には適応しているのだが、それでも世界のあちこちを巡ろうとして出かけるときには、つねに自分の障害をはっきり考慮に入れておかなければならない。好むと好まざるとにかかわらず、日常ベースで、私は機能不全を起こしている私の身体を、物理的な厄介物としても、機能不全に陥った生理学的有機体としても意識しているのである。

（『病いの意味』一四八頁〔原著七五頁〕）

したがって、ここで述べられている、患者が自らの身体を「機能不全を起こしている生理学的有機体」として意識するこの客観化は、あくまで自然的態度の日常生活のレヴェルでのものであって――トゥームズはこれを、患者が生活している「個々の生活世界に埋め込まれた理論的理解」と表現している――、自然科学的態度をとる医師が「疾患」を把握する際に行うような客観化ではない。

私は多発性硬化症の患者として、自分の腕のマヒ感覚を「多発性硬化症」として認識するようになるだろうし、さらに一定の感覚神経路の混乱が関係していることも認識するようになるだろう。けれども私は、中枢神経系の損傷を直接的に経験しているわけではない。中枢神経系の損傷は、医師によって認識される疾患である。

（『病いの意味』一五〇頁〔原著七七頁〕）

医師にとって重要なのは、細胞、組織、器官等の集まりである神経生理学的有機体としての身体に関して、臨床検査値などの数量的データに基づいて「疾患」を特定することだが、患者にとって問題なのは、あくまで「痛みを伴いつつ生きられている身体（the body painfully-lived）」である。たとえその痛みやマヒの感覚が、日常生活において「多発性硬化症」などの疾患名で捉えられたとしても、そのことに変わりはないのである。

以上のようなトゥームズの叙述は、疾患によって〈身体化した知性〉が損なわれることで経験される「生きられている身体の混乱」や、それに伴う生活世界の現われ方の変化、身体の捉え方の変化、さらにそれらによって生じる日常生活の支障が、「病い」の経験の具体的な内実を成すことを、明らかにしている。患者が経験するこのような「病い」はしかし、医師が捉える「疾患」とは全く異なる性質のものである。〈患者をトータルにみる〉ためには、「疾患」のみならず、患者の「病い」の経験の意味とその成り立ちを理解しようと努めることが重要になるのだが、そのためには、この〈身体化した知性〉という視点が欠かせないのである。

2 背景的意味

現象学的人間観の第二の視点に話を進めよう。ベナーらによれば、人間は、「背景的意味（background meaning）」の中で育てられ、そうした背景的意味に基づいて世界を理解する存在である。人間をこのような存在として見ることが、現象学的人間観の第二の視点である。

「意味」というと、個々人が経験する主観的で私的なもののように思われるかもしれないが、ベナーらによれば、「背景的意味」とは、同じ文化に属する人々に共有されている理解の枠組みであり、個人的・主観的というよりはむしろ間主観的なものである。例としてベナーらは、「自分の力で自分をコントロールする(personal control)」ということがアメリカ合衆国では文化的な背景的意味の一つだと述べているが、アメリカや日本といった国や民族のレベルでの文化に限らず、関東や関西といった地域の文化から、戦中派、団塊の世代、バブル世代、ゆとり世代といった世代の文化、医療者や学生など職業・身分による文化、○○病院や○○大学の文化といったもっと個別の文化、さらには○○家の文化といった家族の文化など、「文化」の意味する射程は大小さまざまである。

しかし、いずれにせよ、人は、誕生のときから、そのつど自分の属する文化から背景的意味を与えられ、それを「当たり前」のものとして身につける。そしてそれが、そのつど世界を理解し、物事を理解するときの基本的な枠組みとなる。したがって、この「背景的意味」も、私たちの世界経験、つまりさまざまな物事についての意味経験の成り立ち(本書で言うところの「構造的成り立ち」と「発生的成り立ち」)を理解するうえで、重要な視点となるのである。

†自分の背景的意味に気づくとき

「背景的意味」は同じ文化に属する人々に共有されているものではあるが、「当たり前」

の見方として身につけられているので、自分がどのような背景的意味を身につけているのか、「意識的反省」によって意識化・言語化しようとしても、完全には捉えきれない。自らの背景的意味が意識化されるのは、異なる文化に触れたとき、異なる背景的意味を身につけた人々と出会ったときである。

私事で恐縮だが、私はかつてドイツに留学していた時、当地の生活にようやく慣れてきたころになって、日本からやってきたばかりの留学生がペコペコお辞儀をしているのに気づき、自分もそうしていたことにあらためて気づかされたという経験がある。日本では、人と会った時にはお辞儀をして挨拶をするのが「当たり前」であり、それが日本の文化がもつ背景的意味のひとつとして、私やその留学生には身体化されていたのだが、ドイツでは人と会った時、お互い目を見て握手するのが「当たり前」なので、ドイツ人と日本人が各々身につけている挨拶に関する「背景的意味」の違いが、ドイツに留学して当地の文化的背景的意味に触れ、そこにやってきた日本人の振る舞いを見て、あらためて際立ったのだと思われる。

背景的意味は身体化される

自分の属する文化の「背景的意味」がおのずから身についていくのは、人間が「身体化した知性」を有しているからである。本章「1　身体化した知性」で述べたように、「身体化した知性」には、人が生まれたときから具えている「生得的複合体」の能力のほかに、誕生後に徐々に身につけていく「熟練技能を具えた習慣的身体（habitual, skilled body）」の能力があるが、後者には、「人からどれだけ距離をとって立つか」とか「挨拶の仕方」といった、「文化的・社会的に学ばれた姿勢・身振り、慣習のすべて」が含まれる。つまり、文化的な背景的意味は身体化した知性の能力によって、「身体のうちに取り込まれる」のであり、その取り入れられ方は「各人各様」であるとはいえ、「身体に取り込まれることによって、日々の生活を円滑に営んでいく土台になっている」。そして、そうした背景的意味に基づいて、人は物事や出来事を、そのつど意味を帯びたものとして経験し、理解するのである。

†「病い」経験を理解する視点として

以上からすれば、患者を、そして人間をトータルにみるためには、先の第一の視点に加え、その人が携え、身につけている「背景的意味」がどのようなものであるのかを理解することが重要であることは明らかであろう。ベナーらが述べているように、「自分の力で自分をコントロールする」ということがアメリカ合衆国における文化的な背景的意味の一つであるとすれば、疾患によって「身体化した知性」が損なわれ、「自分の力で自分をコントロールする」ことが出来なくなった場合、それが、とてもつらい「病い」経験になるであろうことは容易に想像できる。患者の「病い」経験とその成り立ちを理解するためにも、その人のもつ「背景的意味」を理解することが重要なのである。

†認識論的な疑問とベナーの存在論的立場

しかし、ここで疑問が生じる。確かに、人間を、そして患者をトータルにみて理解するためには、その人の携えている「背景的意味」を理解することが重要だ。それは、これまでの論述から納得できる。しかし、背景的意味は、意識的に捉えようとしても完全に捉えることが難しいのであった。また、さらにベナーらが述べるように、背景的意味は決して「完全なもの、出来上がったもの」ではなく、「人がある文化の中で背景的意味を携えて生きていくにつれて」、「変様され、新しい形態を取り入れていく」ものなのでもある。そうだとすれば、もはやそのような背景的意味を正確に捉え、理解することはそもそも不可能なのではないか。このように、他者のもつ背景的意味の理解・認識に関する認識論的な観点からの疑問が生じてくるのである。

しかし、ベナーらは、次のように考える。人間が、「身体を具えた存在」として「共通の能力（common capacities）」をもつ存在である以上、「共通の文化的背景（common cultural backgrounds）をもち、共通の状況に身を置いている人間」に関しては、「共通の世界に住み、共通の意味（common meanings）に参与している」と見込んでよいのだと。つまり、ベナーらは、他者（の背景的意味）をどのようにしてどこまで理解・認識できるのかという認識論的な問いを立てるのではなく、人間存在の共通性という存在論的な立場から、背景的意味、共通の意味の理解可能性を考える。他者（の背景的意味）を正確に完全に理解しきることはできないかもしれないが、私たちは共通の存在構造を持つ以上、共通の文化的背景を持ち、共通の状況に身を置いている限り、ある程度お互いに理解しあうことは十分に可能であると見込んでよい。ベナーらはそう考えているのである。

†疾患に関する社会的・文化的・家族的な背景的意味

「背景的意味」には、疾患に関する社会的・文化的イメージも含まれる。たとえば、がんやエイズに関して人々がもつイメージを思い浮かべてみてほしい。そのような疾患に罹った場合、患者やその家族がその疾患をどのような意味を帯びた「病い」として経験するかは、それらの疾患がもつ社会的・文化的イメージに多少なりとも影響されるであろう。しかし、そうした疾患に関する社会的・文化的な背景的意味は、新たな薬の開発や医療技術の進歩によって変化しうる。たとえば、がんはかつては「死に至る病い」であったが、医療技術の進歩した現在では、乳がんなどは早期に発見されれば生存率が高まり、社会的に不治の病というイメージではなくなっているのではないだろうか。しかし、そうは言っても、母親を乳がんで亡くした人であれば、その人の乳がんに対するイメージは文化的な背景的意味とは別のものになるだろうし、逆にがんが完全寛解した家族をもつ人なら、そのイメージはさらにまた異なるものとなるだろう。「疾患」はこのように、その疾患にまつわる社会的・文化的な背景的意味のみならず、家族的な背景的意味をも背景にして、意味を帯びた「病い」として経験されるのである。

以上からすれば、〈患者をトータルにみる〉ためには、患者との対話のなかで患者の病い経験を理解することが重要なのだが、そのためには、その患者が携えている社会的・文化的・家族的なさまざまな「背景的意味」を理解しようと努める視点と、その視点を通じてその人の「病い」経験の構造的・発生的成り立ちを理解しようとする努力が、欠かせない。まさに人間が、さまざまな「背景的意味」を身につけ、携えており、物事や人々をそうした意味に照らして経験する存在だとする視点が、現象学的人間観の第二の視点なのである。

3　気遣い／関心

『現象学的人間論と看護』において現象学的人間観の第三の視点として挙げられているのは、「関心（concern）」である。ベナーらによれば、この「関心（concern）」こそが「現象学的人間観の鍵となる特性」である。けれども他方では、「関心」を生みだすのは「気遣い」であるとも言われ、「気遣い（caring／care）」こそが人間にとって、また看護という営みにとって「第一義的（primary）」であるとも語られる。そもそも、この書物の原著のタイトルは、『The Primacy of Caring〈気遣いの第一義性〉』であった。それゆえ、これら二つの用語をめぐる事情からまず確認することにしたい。

†関心と気遣い

ベナーらの説明によれば、「関心」とは、「物事〈他者も含めて〉が大事に思われる（matter to）」ことによって「世界に巻き込まれて〈それらに〉関わるようになる（become involved in the world）」、そうした「巻き込まれつつ関わる在り方（way of being involved）」

のことである。他方、「気遣い」とは、「人々や出来事、計画、物事が大事に思われる（matter to）」ことによってそれらの事柄に「巻き込まれつつ関わる（involvement）」ような人間の根本的な在り方のことである。

とすると、どちらもほぼ同じ意味であるように思われるが、ベナーらによれば、「気遣い」という在り方によって、「個々の関心（concerns）」が生み出される。つまり、人間がその根本からして、つねにそのつど何らかの人々や出来事、計画、物事などが気にかかり・大事に思われて、それらに巻き込まれて関わるような「気遣い」という在り方をしているからこそ、自分にとって本当に大事なものとそうでもないもの、まったくどうでもいいものといった仕方で、重要度の面からみて内部に濃淡の差のある世界のうちに、人は住みこむことになる。こうして「気遣い」によって世界のうちに「意味上の際立ち」が生まれることで、人にそのつど「個々の関心」が生まれ、関心事への志向性が起動するのである。

したがって、厳密に言えば「気遣い」のほうが人間の根本的な在り方を示す概念であり、「気遣い」によって人に個々の「関心」が生み出されるのであるが、ベナーらは、必ずしもこれら二つの概念を厳密に使い分けているわけではない。そこで本書では、「気遣い／関心」と併記して、これを現象学的人間観の一つの（そして「鍵」となる最も重要な）視点として捉えることにする。いずれにせよ、第二章での考察を経てきた私たちには、この「気遣い／関心」という視点が、人間存在の根本構造を「気遣い」として明らかにしたハイデガーから学ばれたことは明らかであろう。ベナーらは、ハイデガーの現存在の存在論（人間存在論）における「気遣い」の概念をドレイファスのハイデガー解釈から学び、それを「巻き込まれつつ関わる」在り方として独自の仕方で受容したのである（この受容の経緯については、このあと本章「4　状況」で述べる）。

しかし、ハイデガーの現象学から、ドレイファスを経由して、人間存在の根本を「気遣い／関心」と見る視点を学び、これを「現象学的人間観の鍵となる特性」と捉えたのだとしても、そしてそうであれば、この「気遣い／関心」が人間にとって「第一義的」だということは理解できるとしても、それが看護の営みにとっても「第一義的」であるとは、どういうことなのだろうか。ベナーらは、このことに関して三つ理由を挙げているので、まとめてみたい。

†〈気遣い／関心〉が看護にとって「第一義的」である第一の理由

第一に、それは、人が何らかの疾患にかかったときに、何を気がかりに思い、何をストレスと感じるか、つまりその「疾患」をどのような「病い」として経験するのかは、その人にとって何が大事に思われているかという、その人の気遣い／関心の在りようによって決まってくるからであり、またそうした「病い」に対して看護においてどのような対処の選択肢があるのかも、患者の気遣い／関心の在りようによって左右されるからである。

たとえば、その人にとってきわめて気がかりで大事に思われている人生の大事な計画が、疾患によって妨げられた場合、その疾患は、自らの人生を台無しにし、人間関係もかき乱されるような「病い」として経験されるだろうし、また、その病いに対して看護師がなしうる対処の選択肢も、その人の気遣い／関心の在りようから生じる病いの意味を理解することで初めて見えてくるだろう。ベナーらは、たとえ治療の手立てがなく、治るのは無理という場合でさえ、その人とその人の生活にとって病いがどのような意味をもっているのかを理解することが癒しになるとも述べている。したがって、医療者にとっては、その人の病いの理解を左右している諸々の気遣い／関心の在りようがどのようなものであるのかを解釈することが、大きな課題となるのである。

†認識論的な問いと存在論的な立場

しかし、もしかしたらここで、次のような問いが、読者には生じてくるかもしれない。すなわち医療者にとっては、患者は他人であるのに、その気遣い／関心の在りようを正確に理解することなど、果たして可能なのだろうか、という認識論的な問いが、である。しかし、ベナーらはここでも、本章「2　背景的意味」で述べたのと同様に、存在論的な立場から、患者の気遣い／関心に近づくことは可能だと論じる。

　背景的意味に関してとまったく同様に、私たちは一つの文化を共有しているのだから、さまざまな共有された意味（shared meanings）をもっているのだ。解釈する者が個人的にはそうした意味を有していない場合でも、文化が共有されているのだから、世界内存在の一つの在り方として、そうした意味を理解することはできる。患者への気遣いがあれば、達人看護師は、〈患者で在ること〉という下位文化（the subculture of being a patient）に参与することができる。こうして、達人看護師は、自分が直接に病いを経験していなくても、患者が抱いているさまざまな意味と関心に近づくことができるのである。

（『現象学的人間論と看護』一〇〇頁〔原著八八頁〕）

　個人的に患者と同じ意味で物事を経験していないとしても、また自分自身が同じ疾患に罹ったことがなく、それゆえ同じ病いを直接経験していないとしても、したがって、その人が疾患によってどのような思いでいるのかを正確には認識できないとしても、私たちは、存在論的観点からすれば、文化を共有する存在者であるのだから、その文化の下位文化の一つである〈患者たちが共有する意味経験〉という文化に関わり、それを共にすることは何といってもできるはずだし、患者が抱いている意味や関心に近づくことも可能なのだ――そう、ベナーらは主張するのである。

実際、そうであろう。本書第一章冒頭で触れた物作りの職人のことを思い起こしてほしい。彼が末期腎不全という疾患にかかり、どのような思いをしていたか、医師も看護師たちも、その隅々まで正確には分からなかったかもしれない。しかし、彼にとって、物を作ることが何よりも大事であったことは、本人の発言からキャッチし、末期腎不全という疾患が「仕事であり生きがいでもある物作りが満足にできなくてとても辛い」病いとして経験されていたことも理解できた。そして、――これまでの透析ケア経験の積み重ねによって、血液透析と腹膜透析の患者が各々透析をどのような意味で経験するのか〔という透析患者に共通する意味経験〕をある程度理解できているなかで――最後まで物作りをして過ごしたいという本人の気遣い／関心を受け止めることができたからこそ、腹膜透析という療法選択を行い、最後まで彼の気遣い／関心を支えるという対処を行うことができたのである。

このように、患者にとって気がかりで大事に思われていること、患者の気遣い／関心のありようを理解して初めて、患者が経験している病いを理解し、それに対処することが可能になる。しかしそのさい、患者が抱いている気遣い／関心には、患者が医師や家族に対して抱いている気遣い／関心も含まれていることに、ベナーらは注意を促す。たとえば終末期の患者の場合、自分はもう近づきつつある死をすでに受け入れているのに、家族や医師が少しでも長く生きてほしいと望んでいる場合、患者は自分の望みを言い出しにくいといった状況も起こりうるからである。こうした場合も含め、患者の抱いているさまざまな気遣い／関心を解釈することができて初めて、医療者は、患者が病いに対処していくのを手助けすることができる。以上が、看護という営みにとって、気遣い／関心という視点が「第一義的」である第一の理由である。

†〈気遣い／関心〉が看護にとって「第一義的」である第二の理由

しかし、それだけではない。ベナーらは、看護師の患者への気遣い／関心があってこそ、患者の微妙な変化や患者の抱いている気遣い／関心に気づき、それに対処することができることも強調する。すでに述べたように、人は、何かが大事に思われ、その何かに巻き込まれて関わるという気遣い／関心という在り方をしているからこそ、その気遣い／関心を背景にして、その人にとってある事柄が重要な意義をもつこととして際立ってくるのだが、看護師にとっては、患者が気にかかり、大事に思われるからこそ、看護師の患者に対するその気遣い／関心を背景にして、その患者に注意が向けられ、患者とその患者の置かれている状況のある側面が意味を帯びて際立ってくる。そして、そのことによって、患者にとって何が大事に思われ、患者がどのようなことに関心を抱いているかに注目することもできるようになり、どのような対処が可能かも見えてくるのである。

ベナーらは、このような「看護師の〔患者への〕関心こそ、その人をまさに看護師のプロたらしめる第一条件である」とも述べているが、以上からすれば、看護師の患者への関心があってこそ、その患者に向かう志向性が起動し、看護師は当の患者の関心や患者の置かれた状況を理解できるようになり、また治療の手助けをしたり安らぎを与えたりといった対処も可能になる。それが、「気遣い／関心」が看護の営みにとって「第一義的」である第二の理由である。

†〈気遣い／関心〉の構造的成り立ち

ここで上記の点に関して、二つ注記をしておきたい。

第一に、ベナーらは明言してはいないが、以上のような〈看護師の患者に対する気遣い／関心〉は、それを背景にして、その患者に注意が向けられ、患者とその患者の置かれている状況のある側面が意味を帯びて際立ってくるのであるから、この事態からは、看護師の患者に対する気遣い／関心に基づいて、患者に向かうある種の志向性が起動し、この志向性によって、患者のある側面が意味を帯びて現われてくることが読み取れる。患者に向かうこの志向性は、場合によっては、意識的注意のようなフッサール的な意味での意識の志向性ではなく、〈身体化した知性〉に関してベナーらが指摘しているメルロ＝ポンティ的な「身体的志向性（bodily intentionality）」の働きであるかもしれない。しかし、いずれにしても、このことからは一般に、「何か・誰かが気にかかり、大事に思われて、それに巻き込まれつつ関わる〈気遣い／関心〉という在り方のうちには、その何か・誰かへと向かう志向性が含みこまれている」ということが言えるように思われる。ベナーらは、〈気遣い／関心〉に関して、この「志向性」という契機を強調することはあまりない。しかし、以上からすれば、〈気遣い／関心〉という在り方は一般に、それに基づいて当の関心事に向かう志向性が起動するという「構造的成り立ち」を確かに有しているのである。

†巻き込まれつつ関わる技能

〈看護師の患者に対する気遣い／関心〉に関してもう一つ注意すべき点は、この〈気遣い／関心〉が、看護師にとって患者が大事に思われ、患者や患者の置かれた状況に看護師が巻き込まれつつ関わる在り方である以上、つねに巻き込まれすぎて自己を見失う危険を孕んでいるということである。

『現象学的人間論と看護』では詳しく述べられていないが、のちのフーパー－キリアキディス、スタナードとの共著『看護ケアの臨床知』や、タナー、チェスラとの共著『看護実践における専門性』では、「巻き込まれつつ関わる技能（skill of involvement）」の重要性をベナーは強調するようになる。患者や患者の置かれた状況に巻き込まれつつ関わらなければ、患者の微妙な変化やケアの方向性は見えてこない。しかし、巻き込まれすぎれば、自己を見失い、バーンアウトする恐れもある。経験を積んでいくなかで、患者とその状況にうまく巻き込まれつつ関わる技能を高めていくことが大切になるのである。

コラム「チャンネルの切り替え」

ベナーの言うこの「巻き込まれつつ関わる技能」は、別の表現の仕方をすれば、医師・高山義浩氏の言う「チャンネルの切り替え」の技能であるように思われる。高山氏は著書『ホワイトボックス』において、「先天異常、慢性疾患、そして避けえぬ死という現実について、継続して共感することは不可能に近い精神力を要し」、患者の苦しみを自宅にまで持ち帰るようになると精神的に潰れてしまうため、医師は経験を積むにしたがって「チャンネルの切り替え」を覚え、「三つのチャンネル」をもって自分の精神を護るようになるのだと述べている。

三つのチャンネルの一つは、相手の立場になって、その苦しみを疑似体験し、そして解決策を共に模索する「共感チャンネル」。このチャンネルはとても大切だが、時間的にも精神的にも余力が必要であり、分単位でテキパキと外来患者を診療しなければならないときや、苦痛を伴う処置をするときには、「作業チャンネル」に切り替えなければならない。これが二つ目のチャンネルである。医師は自分の家族の診療を信頼のおける同僚に任せる傾向があるが、それは、身内に対しては「共感チャンネル」を切ることができないからかもしれない、と高山氏は述べている。

最後の一つは、「自分自身の時間、家族との時間」を過ごす「生活チャンネル」。これも大切なチャンネルであり、「他の領域から完全に独立していなければならない」と高山氏は述べる。これら「三つのチャンネルを速やかに切り替えることが、医師という職業を続けていくうえで大切」だと高山氏は述べ、「研修医を終える」ころにはチャンネルの切り替えがうまくできるようになるという趣旨のことも述べているが、うまく速やかに「チャンネルを切り替える」この技能を身につけることが、ベナーの言う「巻き込まれつつ関わる技能」を身につけることの内実の一面を具体的に表しているように、私には思われる。

†〈気遣い／関心〉が看護にとって「第一義的」である第三の理由

さて、〈気遣い／関心〉が看護にとって「第一義的」である理由に戻ろう。ベナーらによれば、それはもう一つある。

上述のように、看護師の患者への気遣い／関心によってこそ、当の患者に向かう志向性が起動し、看護師は患者の抱く関心や患者の置かれた状況を理解できるようになるのだとすれば、このことは、看護師の患者への気遣いがあってこそ、看護師と患者との間に信頼関係が築けるということをも意味するであろう。患者は、看護師から大事に思われているということを感じることができればこそ、看護師に対して心を開くことができるはずだからである。ベナーらは、「気遣いつつ関わる関係こそが、信頼の条件を作り出し、ケアを受ける者はこの信頼という条件の下で初めて、提供された援助を受け取ることができ、気遣われていると感じることができる」と述べている。このように、気遣いによってこそ、人に援助を与えうる条件と、人から援助を受け入れうる条件が立ち上がるという点に、気遣い／関心が看護の営みにとって「第一義的」である第三の理由があるのである。

†他者への〈気遣い／関心〉の二つの型

以上のように、ベナーらは、「気遣い／関心」という視点が、現象学的人間観の鍵となる特性であるだけでなく、看護という営みにとっても「第一義的」であることを強調し、患者の抱いている気遣い／関心を理解することが重要であること、そしてそのためには看護師の患者に対する気遣い／関心が不可欠であることを力説するのだが、このことと関わって、彼女らは、ハイデガーの『存在と時間』第二六節を参照しつつ、さらに他者への「関心」の二つの型についても述べている。私たちは第二章のハイデガーに関する解説で、「顧慮的気遣いの二つの極端な可能性」という項を設けて、『存在と時間』の当該箇所を紹介しておいたが、ベナーらはこの箇所をほぼそのまま引用する形で、〈患者の気遣い／関心を気遣いつつ行われるケア〉がどのようなものであるべきかを考察し、「看護ケア関係における究極の目標」について述べているので、ここで取り上げておくことにしたい。

他者への気遣い／関心の一つの型は、「他者に代わって」その人の気遣っている事柄の中に飛び込み、それを「引き受ける」ような気遣い、すなわち他者にとって大事に思われ気遣われている事柄を「他者に代わって」「引き受け」、代わりに行うような気遣いである。たとえば、患者の疾患が重篤で人の助けが不可欠な場合、患者に代わって、このような気遣いをせざるを得ない。しかし、この種の気遣いは、気遣う側か気遣われる側のいずれかが原因で、必要な一線を越えてしまいがちであり、そうするとそれは、支配と依存の関係、さらには抑圧にさえ容易に転化してしまう。しかし、そうした支配は微妙なので、当事者自身も気づきにくいとベナーらは述べる。

これに対して、他者への気遣い／関心のもう一つの型は、他者の気遣いを取り去ることなく、その気遣いをその人に本来的に送り返すために、他者の目の前で飛び、手本を示すような気遣い、すなわち、他者にとって気がかりで大事に思われている事柄を、その人が自分でできるように、手本を示し、いわばほんの少しだけ背中を押してあげるような気遣いである。たとえば、幸い患者の疾患が快方に向かい、リハビリが必要な時期になった場合、このような気遣いが必要であろう。ベナーらは、このような気遣いこそ、「他者がこう在りたいと思っている在り方でいられるようにその人に力を与える（empower）」「支持と助勢（advocacy and facilitation）」の形であり、「看護ケア関係における究極の目標」をなすものだと、述べるのである。

他者への「気遣い／関心」のこの後者の型が地域包括ケアシステムにおいてどのようなものである（べき）かを、医師・高山義浩氏の次の文章が具体的に示しているように思われるので、ここで紹介しておきたい。

コラム「一歩先ぐらいで診療する」

個人的には、「地域包括ケアシステムとの連携」とは、まずは「地域での生活をリスペクトすること」が基礎になると考えています。とくに、診療しなければ、治療しなければという自らの想いに耽溺することなく、地域での生活に還元することを意識しながら、患者さんのニーズの（三歩先へと進みすぎるのではなく）一歩先ぐらいで診療することが大切なんだろうと思います。

一方、地域包括ケアシステムの側では、不可避的に訪れる認知や身体機能の低下をあらかじめ想定しながら、先手を打つように高齢者の暮らしを支援していくことが求められます。たとえば、エレベーターのないアパート二階に暮らしている高齢者については、階段昇降が困難になったときを想定して早めに一階への引っ越しを済ませておくといった対応ですね。

医療が進みすぎることのないように心がけ、福祉は少しだけ先を歩んでいく。こんなふうに歩みを揃えることができたら、もっと地域で、高齢者が安心して暮らしてゆけるようになるのではないでしょうか。（『地域医療と暮らしのゆくえ』六六頁）

地域で暮らす高齢者が、最後まで生活者として、「その人がそう在りたいと思っている在り方でいられるようにその人に力を与える」地域ケアの在り方の一つの形が、ここに示されているように思われる。

†〈気遣い／関心〉の第一義性

このような看護ケア関係を実現するためには、まずもって、患者との関わり、対話のなかで、患者の〈気遣い／関心〉、すなわち患者が抱いている気遣い、患者の志向性が向けられている関心事を受けとめることが不可欠である。しかし、そのためには、看護師の患者に対する気遣い／関心が欠かせない。それゆえにこそ、「気遣い／関心」は現象学的人間観にとっても看護の営みにとっても、第一義的で、最も重要な視点なのである。

くわえて、患者が抱いている「気遣い／関心」はどのようなものか、ということの視点は、疾患によって患者が経験している「病い」を理解するためにも不可欠なものなのであった。患者が経験している「病い」とその経験の成り立ちを理解することこそが、患者をトータルにみることにつながる。したがって、本書の関心の的である「患者をトータルにみること」を実現するためにも、患者が抱いている「気遣い／関心」はどのようなものなのか、ということの現象学的人間観の視点が、決定的に重要となるのである。

4 状況

『現象学的人間論と看護』において、現象学的人間観の第四の視点として挙げられているのは、「状況（situation）」である。人間はたんに何らかの「環境（environment）」に生息するというのではなく、その人の気遣い／関心のありよう、身体化した知性の能力、その人が具えている背景的意味に応じて、そのつど特有の意味を帯びた「状況」に巻き込まれつつ身を置いている。そのような存在として人間を見るのが、「状況」という第四の視点である。

たとえば、同じ治療環境であっても、看護師と患者や家族とではまったく受けとめ方が異なることは、医療者であれば誰もがしばしば経験することであろう。集中治療室は、そこで働く看護師にとっては、どの医療機器が何のためのものであり、どう使えばいいかが分かっている馴染みの状況であろうが、患者やその家族にとっては、馴染みのない医療機器や装置が置かれている、わけの分からない、それゆえ不安と恐怖を与える、極めて居心地の悪い状況であるかもしれない。この違いは、看護師と患者や家族とでは、各々がそれまでに培い、身につけてきた身体化した知性（とりわけ熟練技能を具えた習慣的身体の能力）や背景的意味が異なることから生じてくるのである。

また、強いきずなで結ばれた夫婦の一方が危機的な疾患にかかった場合や、両親が自分たちの子供の難病に向き合わなければならないような状況を考えてみよう。この場合、夫婦のお互いに対する気遣い／関心のありよう、両親の子供に対する気遣い／関心のありようこそが、彼らが巻き込まれつつ身を置いている「状況」を規定している。病気の子供を抱える親にとっては、子供を見捨ててその状況から立ち去ることは、そもそも選択肢として浮かび上がりはせず、その状況にとどまることを「立派」だとか勇敢だとかも感じず、それ以外の在り方は端的にあり得ないものだ、とまでベナーらは述べる。あくまで、彼らが身を置いている状況は、彼らにとって子供が大事に思われ、病気の子供に巻き込まれつつ関わっている、彼らの子供に対する気遣い／関心のありようから理解されるのであり、その状況を一般化して合理的に説明することなどできない。もしもそれを、「規範的な観点」から「このような場合は一般に～すべきだ」などと考えれば、援助の可能性を閉ざすことにもなりかねない。その人が置かれている状況を理解するためには、その人の身体化した知性と背景的意味と、とりわけその人の気遣い／関心のありようという視点から、できる限り当事者に波長を合わせ、その立場に立とうとする努力が必要なのである。

†状況に巻き込まれつつ関わる在り方（involvement）

人間を理解する際の、この「状況」という視点は、「気遣い／関心」という視点と同様、ハイデガーからドレイファス経由で学ばれたものであり、ハイデガーの「世界内存在」という概念の「世界」が捉え直されたものと言ってよい。

第二章で述べたように、ハイデガーの言う「世界」は、フッサールであれば「生活世界」と表現するであろう日常生活の世界を、〈何が何のためのどのような道具であり、どうすれば使えるのかが漠然と了解されている、道具の連関としての親しまれた馴染みの世界〉として捉えたものである。現存在（人間）は日常、そうした「世界」の内で、道具への気遣いである「配慮的気遣い」という在り方において、諸々の道具と関わりつつ、気分づけられながら生活しているのだが、ドレイファスは、道具が各々の適所を得つつ連関をなしているさま――ハイデガーの用語では「適所性（Bewandtnis）」――と、道具連関のうちに入り込みつつ道具に適切に関わる現存在（人間）の在り方――ハイデガーの用語では「配慮的気遣い（Besorgen）」――とを「involvement」という一語で表現して、道具連関に巧みに関わりつつ実践を行う現存在の在り方を捉えようとした（ドレイファス『世界内存在』第三章、第五章を参照）。

ベナーらはこれを受けて、さらにこの道具と人間とが関わり合う「involvement」という在り方を、広く人が「状況に巻き込まれつつ関わり没入する在り方（involvement and absorption in the situation）」として捉え、道具のみならず他者への気遣い／関心も、このinvolvementという概念で捉え直そうとした（『現象学的人間論と看護』第三章を参照）。ベナーらが、現象学的人間観の鍵となる先の第三の視点「気遣い／関心」を、何か、誰かが大事に思われる（matter to）ことで、この世界とその関心事とに巻き込まれて関わる在り方（involvement）として捉えたのには、こうした経緯があったのである。

†状況と感情

ハイデガーの「世界内存在」は、ベナーらにおいてはいわば「状況内存在」である。人間は、身体化した知性と背景的意味と、とりわけ気遣い／関心のありようによって、そのつどつねに何らかの「状況」の内に巻き込まれつつ身を置いている。そして、ハイデガーの世界内存在が、気遣いという在り方において道具や他者と関わりつつ、つねに何らかの仕方で「気分」づけられている在り方であったように、ベナーらも、状況の内に巻き込まれつつ身を置いている人間の「感情」に注目する。人がそのつど状況に巻き込まれつつ、とくにそれと自覚することなくその状況に住み込んでいる前認知的で非反省的な在り方が、実は「感情」となって表れているのであり、感情はいわば、そのつど何らかの状況に身を置いている人間の「身体化した知性」が発する言葉なのである。

それゆえ、「感情」はもはや、対処しなければならない厄介者などではない。むしろ、その人がどのような「感情」を抱いているかに着目し、それを受けとめることによって、その人とその人が置かれている状況がどのようなものであるのかを、よりよく理解することができるようになるのである。

†状況づけられた自由

人はこうして、身体化した知性と背景的意味と、気遣い／関心のありように応じて、そのつど特定の意味の際立ちを具えた「状況」に巻き込まれ、そこに身を置いている。ということは、人は、自分の置かれている状況を、上空から眺めるように客観的に見つめることはできず、自由にふるまおうと思っても、すべてが思い通りになるわけではなく、自分の置かれた状況に制約され、あくまでその中でふるまうことができるだけである。ベナーらはこのような人間の在り方を「状況づけられた自由（situated freedom）」と表現するが、この観点も重要である。疾患が病いとして経験されること、そして病いに対する対処の仕方としてどのようなケアがありうるのかということも、この観点から理解されるからである。

†ストレスとしての病い経験

ベナーらはまず、人の人生においては、結婚・離婚・配偶者との死別・昇進・進学・失業など、生活の円滑な営みが損なわれるような出来事が時に起こることに注意を促す。それまでに培われた身体化した知性と背景的意味、そして気遣い／関心によって円滑に営まれてきた生活の状況が、それらの出来事によって大きく変化し、人は、それまでの背景的意味と習慣的な身体的知性と関心に頼ってはうまく生きていくことができないような状況に投げ込まれる。このとき初めて、人は、それまで自分がどのような背景的意味と習慣的な身体的知性と関心によって生きていたかにも気づくことになるのだが、このような心身にまたがる「状況」の経験こそ、「ストレス（stress）」と呼ばれるものなのである。

そして、疾患によって経験されることになる「病い」も、以上のような生活の円滑な営みの破綻をほとんどつねに伴うような「状況」の経験として、ベナーらは捉える。疾患によって身体化した知性が損なわれ、これまで身につけていた背景的意味や、抱いていた関心に沿ってはもはや生きていくことができない、そのような「状況」に巻き込まれる経験としてのストレスこそが「病い」に他ならないのである。

病いへの対処としてのケア

ベナーらはこのように「病い」経験を捉えたうえで、病いへの「対処（coping）」としてのケアを、そうした「病い」という状況の中でも可能であるような気遣い／関心の再建の支援として捉えようとする。というのも、人は「状況」に巻き込まれるのではあるが、その状況に巻き込まれつつ関わるのであるから、状況とその意味によって規定され影響を受けるだけでなく、当の状況に働きかけ、その意味を変化させることも可能だからである。

ベナーらは、人と状況との相互関係を一般に「トランスアクション」という概念で捉え、「病い」という状況に巻き込まれつつ、その状況に働きかけ「対処」していくケアの営みも、「トランスアクション」として理解するのだが、それでは、トランスアクションとしてのケアは、どのようになされるのであろうか。——それは、「病い」という「状況」の中でも可能なこと、すなわち「状況づけられた可能性」を見出すという仕方でなされる。たとえ疾患によって身体化した知性が損なわれ、これまでの背景的意味や気遣い／関心に沿った生活はもはや不可能だとしても、そうした状況を受け入れたうえで、その中でも可能なことがらを見出すことができれば、新たな関心が立ち上がり、背景的意味も組み変わって、生きる意味が再建されうる。こうして、「病い」という状況の中で、病いに状況づけられながらも、それでも可能な「状況づけられた自由」を求める——その手助けを行うことが、病いへの対処としてのケアの営みだと、ベナーらは主張するのである。「トランスアクション」という概念については、第五章でより詳しく取り上げるが、ベナーらの主張するこうしたケアの方向性は、彼女らの「安らぎ」という健康概念とも深く関係しているので、この点についても、第五章でまた触れることにしたい。

いずれにせよ、以上からすれば、患者をトータルにみるためには、身体化した知性、背景的意味、気遣い／関心とならんで、患者との関わり、対話のなかで、その人がどのような状況に巻き込まれ、身を置いているのかを理解しようとする、「状況」という視点も欠かせないことは明らかであろう。患者をトータルにみるためには、患者の疾患を理解するだけでなく、疾患によって経験することになる「病い」とその成り立ちをも理解することが重要なのであったが、まさに「病い」とは、以上述べたように、疾患によって身体化した知性が損なわれ、これまで身につけていた背景的意味や、抱いていた関心に沿ってはもはや生きていくことができなくなった、そのような「状況」の経験に他ならないからである。

5 時間性

ベナーらの現象学的人間観の第五の視点として指摘しうるのは、「時間性（temporality）」である。この視点は、実は『現象学的人間論と看護』第二章の「現象学的人間観」の節では、とくにそれとして挙げられてはいない。しかし、続く第三章でその視点の重要性が指摘されたあと、第四章ではさらに、「身体化した知性」「〈背景的〉意味」「関心」

「状況」という四つの視点で捉えられる人間存在にとって、まさに「時間性こそが根幹である」と位置づけられて、第五章以下の論述では、人間を現象学的に捉える際の重要な視点になっていく。そこで本書では、これらのことを踏まえ、「時間性」を現象学的人間観の第五の視点として挙げておく。ちなみに、ベナーは、『現象学的人間論と看護』の五年後に公にされた単著論文「健康と病いとケアの実践の研究における解釈的現象学の伝統とスキル」では、「状況」、「身体性（embodiment）」〈＝身体化した知性〉、「関心」、「共通の意味（common meanings）」〈＝背景的意味〉とならんで、「時間性」を人間存在に共通する五つの側面の一つとして挙げており、この見方はさらに、その後の共著『ベナー 看護実践における専門性』でも維持されている。このことからも、「時間性」を現象学的人間観の第五の視点として捉える本書の解釈は支持されるであろう。

†時間性とは

さて、それでは「時間性」とはどのような視点なのだろうか。ベナーらはこの視点も、ハイデガーから学んでいる。本書第二章の「2 ハイデガー」で述べたように、ハイデガーにとって「時間性」とは、〈自らの死という未来を目がけて先取りすることで、自らの過去を改めてありのままに引き受け、現在においてあるべき自分として決意しつつ行為するような現存在〔＝人間〕の時間的な存在の仕方〉であり、私たちはこれを、死への先駆を過度に強調することなく、〈何らかの未来に向けて先駆け、過去の経験を踏まえつつ、今、何かを気遣う〉在り方として捉えたのであった。ベナーらはこの時間性を「線形をなす瞬間の継起」として捉えてはならないと述べたうえで、次のように説明している。

ハイデガーは、線形をなす時間（linear time）という通常の考え方は取らない旨、明言している。〔……〕人は、過去から影響を受けつつ現在の内に実存し、未来の内へと企「投」されている。この現象学的な見方によれば、時間は質的な次元をもち、志向性（intentionality）によって染め抜かれている。時間は物語（story）を作り出すのである。

（『現象学的人間論と看護』七二頁〔原著六四頁〕）

また次のようにも述べている。

時間性とは単なる時間の経過のことを言うのでも、通時的に配列された出来事の経過のことを言うのでもない。時間性が意味しているのは、過去の経験と先取りされた未来によって意味を帯びた現在の内に錨を下ろしている〔人間の〕在り方（being anchored in a present made meaningful by past experience and one's anticipated future）である。現在の瞬間には、過去の体験についての自分なりの理解が注ぎ込まれており、そのため現在の瞬間は、その人の人生の過去の瞬間すべてと結びついている。そして過去と現在のこうした意味的結びつきによって、未来のさまざまな可能性が立ち現れてくるのである。

（『現象学的人間論と看護』一二四頁〔原著一一二頁〕）

私たちが経験する時間は、数直線でイメージされるような計量可能な単なる時間の経過ではない。むしろ、私たちが経験している時間は、「意味」という計量不可能な「質的」な性質を具えていて、ある方向（＝意味）に向けて物語られるようなものである。現在のうちにはそのつど、それまでの過去の経験に関する自分なりの意味的理解が含まれるとともに、何らかの未来もまた先取りされており、未来に向けて何かを企てる（＝「企投する」）志向性が起動することで、現在がある方向に向けて意味づけられる。こうして時間は、過去と先取りされた未来によって、ある方向へと意味づけられて物語られるのである。したがって、私たちの生とそのあらゆる経験が過去の理解と先取りされた未来によってそのつど意味を帯びていること、それゆえ、本書で言うところの「発生的成り立ち」を有していることを示すのが、この「時間性」という概念なのである。

†ハイデガーとベナーらの相違と共通点

しかし、これら二つの引用からは、時間性の現在、過去、未来の捉え方に関するハイデガーとベナーらの微妙な違いも見えてきて、興味深い。というのも、ハイデガーが、何らかの未来に向けて先駆ける点を強調し、そこから過去が意味を帯びて現在に立ち現われてくると考えるのに対して、ベナーらは現在が過去のすべての経験との意味的な結びつきを持っていることを強調し、そこから未来の可能性が立ち現われてくると考えているように思われるからである。

このことはおそらく、ベナーらが、ドレイファスを通じてハイデガーの現象学を学んだことと関係している。ハイデガーは、第二章で述べたように、現存在の気遣いという在り方を成り立たせている「時間性」の構造を、「最も固有な、没交渉的な、追い越しえない可能性」としての自らの死を目がけ（先駆）、この可能性を自分のものとして引き受け、最も自分らしい在り方であろうと決意する「先駆的決意性」に基づいて明らかにした。それゆえ、先駆という仕方での〈未来への先駆け〉は、時間性において決定的に重要である。

しかしこれに対して、ドレイファスのハイデガー解釈は、『存在と時間』の前半、第一篇「現存在の予備的な基礎的分析」までに限られているため、後半で述べられる〈自らの死〉の固有性が強調されることもなければ、先駆的決意性が説かれることもない。時間性の構造は、現存在の日常的な在り方から読み取られるため、〈未来への先駆け〉が強調されることもない。ベナーらの「時間性」の理解は、こうしたドレイファスのハイデガー解釈を反映しているものと考えられるのである。

ハイデガーとベナーらとの間には、以上のように、時間性をめぐる多少の相違はあるのだが、しかし、人間を、均質的で瞬間的な「今」の継起的連続としての物理的時間を生きる存在としてではなく、過去のすべての経験によって彩られ、また未来の何かを先取りし志向している現在、つまり過去と未来をそのうちに含みこんだ現在を生きている存在として見る点では、両者は一致していると言ってよい。筆者自身は、ケアの営みを考えるうえでは、未来に向けて何かへと先駆け、それを志向するという契機のほうが、より重要だと考えているのであるが、いずれにしても、こうした未来と過去とを含みこんだ時間を生きている存在として、そのつど「発生的成り立ち」をもつ意味経験をなしている存在として人間を見る視点が、現象学的人間観の第五の視点であると言ってよいのである。

コラム「「死」をどう捉えるか」

時間性をめぐるハイデガーとベナーらの相違はおそらく、両者の「死」の捉え方の違いとも深くかかわっている。ハイデガーは、本書第二章で述べたように、他者の死とは本質的に異なる「最も固有な、没交渉的な、追い越しえない可能性」としての自らの死をとりわけ重視し、自らの死を目がけた先駆的決意性によって本来的な自己に目覚めることの重要性を強調する。それゆえ、時間性における〈自らの死〉という未来への先駆は決定的となる。これに対して、ドレイファスからハイデガーの現象学を学んだベナーらは、先駆的決意性を説くことはなく、それゆえハイデガーのような仕方で〈自らの死〉の固有性を強調することもない。

しかしこのことは、たんにドレイファスからの影響ということではなく、考えてみれば、看護の営みという事象そのものに根ざしたものだとも考えられる。

むろん、看護師はケアの営みのなかで、患者の死にしばしば立ち会わざるを得ない。しかし、それは、自分の死とは異なる他者の死という「他人事」ではない。むろん、患者の死は自分の死ではないのだが、看護ケアにおいて重要なのは、他者としての患者の死と自分自身の死とを区別することではなく、むしろ、今、目の前で疾患に苦しみ病んでいる患者と同じように、自分自身もいつかは疾患に罹り病いを経験しうるし、やがては死なざるを得ないという深い思いではないだろうか。誰もが「傷つきやすい」存在であるという人間存在の共通性への感覚とそれに根ざした患者への共感、それこそが看護ケアを立ち上げるものであるように、筆者には思われる。第五章で私たちは、まさにこのことをベナーが別の著作で述べていることを、見ることになるだろう。

†具体例に即して

「時間性」というこの視点について、例を挙げて具体的に考えてみよう。女性にとって、妊娠、出産はそのつどとても大きな出来事であろうが、最初の妊娠・出産と、二度目の妊娠・出産とでは異なった質の経験になるはずだ。それは、最初の妊娠のときには持てなかった見通しが、二度目の妊娠では、初産のときの経験によって、そのつど、ある程度は持つことができるからである。また、かつて重病を患ったことのある人であれば、その経験に応じて、疾患からの回復の受け止め方は、これまで病気一つしたことのない人とは異なったものになるであろう。これらは、過去の経験によって現在の経験の意味が質的に変化し、未来への見通しも変化することの例である。
また、何らかの出来事によって未来の先取りの仕方が変わり、過去の経験の意味が変化するという場合もある。ベナーらの記述を引用してみよう。

自分が命に係わる疾患に罹っていると知らされたとき、未来に対する見方は変わる。また変化した現在や限定された未来に照らして過去が解釈され直すことさえ起こりうる。こういったことは、癌の場合、とくに当てはまる。癌には非常に強い象徴的な力があるため、患者が過去に受けた不正や失意、喪失といった経験が、〔癌だと知らされた〕現在の苦難と喪失の感覚によって相対化されることも起こりうる。癌の診断を受けると人は概して人生の岐路に立たされるので、過去と未来により容易に近づけるようになるのである。患者によっては、現在抱えている諸々の問題とともに、過去から引きずってきた失意にもこれでうまくケリがつけられると歓迎する人もいるのである。

（『現象学的人間論と看護』三二四頁〔原著二九五―二九六頁〕）

夫婦どちらかが癌宣告を受けたことによって、それまで冷え切っていた夫婦仲が回復したり、あるいは逆にそれまで仲睦まじかった関係が壊れるといったことが起こるのも、人間が未来を先取りしつつ過去を引き受けながら現在を生きており、癌宣告という出来事によって、未来の先取りの仕方、過去の受け止め方が変化するからなのである。

「時間性」に関して、さらにもう少し別の例を挙げておこう。東日本大震災で被災した人にとっては、二〇一一年三月一一日は、カレンダー上の他の一日と質的に変わらない単なる一日ではありえないはずだ。それは、これまで積み重ねてきた生活や家族との絆が断ち切られ、未来に向けての予測ができなくなり、生きていく意味までも見失われてしまった決定的なその日である。「先が見えない」「いつまでこのような避難生活が続くのか、分からないことが一番辛い」と被災者の方々が口にしていたのが胸に焼き付いている。新たな未来に向けて先駆けることができなければ、過去を振り返り、捉えなおし、現在を生き直すことさえできない。復興とは、現象学的には、新たな未来を志向し、過去を新たに引き受け直し、新たな物語を紡ぎつつ、現在を再び生き直すということなのだ。ここからも、人間が未来を先取りしつつ過去を引き受けながら現在を生きる存在であることが見えてくるだろう。

またそうであれば、痛みや体力減退、疲労などが、〈未来を先取りし、過去を引き受けつつ現在を生きる〉時間性の在り方を変容させてしまい、それが病い経験を形作ることがありうるということも、「時間性」に関して指摘しておかなければならない点である。たとえば、強い痛みを経験すると、一刻一刻が永遠のように思え、人は痛みの「今」に閉じ込められてしまう。今のこの痛みを切り抜けることだけが最大の関心事となり、他のことを気遣う余裕はなくなる。未来は縮減され、次の一時間とか次の数日といったごく短い将来のことしか視野に入らなくなり、場合によっては、今のこの痛みを切り抜けることだけが最大の、そして唯一の関心事になってしまう。未来に向けて何かを気遣い、何かに関心を向けることが難しくなるのであり、このような場合、まずもって痛みの緩和が、なされるべき対処となるのである。

以上からすれば、人を理解すること、患者をトータルにみることにとって、「時間性」という視点が重要であることは明らかであろう。

†現象学的人間観の根幹としての「時間性」

さて、ベナーらは、この時間性という視点が、「身体化した知性」、「背景的意味」、「関心」、「状況」という四つの視点で捉えられた人間存在にとって「根幹」をなすと述べていた。すでに本章「3　気遣い／関心」において見たように、これら四つの視点のうち、現象学的人間観の鍵をなすのは「気遣い／関心」なのだが、「時間性」がこれら四つの視点で捉えられた人間存在にとっての「根幹」であるとは、どういうことだろうか。それぞれの視点と「時間性」との関係を、もう少し詳しく見ていくことにしよう。

†身体化した知性と時間性

まず「身体化した知性」と「時間性」との関係である。この二つの視点が密接な関係にあることは、身体化した知性のとりわけ「習慣的身体」の能力のことを考えれば、容易に理解できる。習慣的身体の能力には、「人からどれだけ距離をとって立つか」や「挨拶の仕方」のような「文化的・社会的に学ばれた姿勢・身振り、慣習のすべて」が含まれていたが、これらはまさにその人が生まれてからこのかた、過去のすべての経験のなかで身につけてきたものである。また、人が自覚的に学び、身につけてきた道具使用に関するスキルも、過去の経験のなかで身につけてきたという点では変わりはない。身体化した知性とは、その人の身体が具えているいわば「過去の時間の厚み」に他ならず、この時間の厚みに基づいて、未来に向けての行為がなされる。とすれば、「過去の経験と先取りされた未来によって意味を帯びた現在の内に錨を下ろしている在り方」としての「時間性」は、身体化した知性の能力が発揮される際の、その構造に他ならない。その意味で、時間性は身体化した知性の根幹をなしていると言えるのである。

†背景的意味と時間性

それでは、「背景的意味」と「時間性」との関係はどうだろうか。背景的意味とは、人が誕生のとき以来、そのつど自分の属する文化から与えられて、当たり前のものとして身につけてきた「世界を理解する特定の様式」、物事の理解の枠組みであった。背景的意味はしかも、人がどのような時期に、どのような文化、サブカルチャー、家族のなかで育てられたかによって異なるのだが、人間がこのような背景的意味を身につけた存在であることができるのは、人間が過去の経験全てと結びついた現在を生きている存在であるからこそであろう。したがって、背景的意味も「本質的に時間的」である。身体化した知性の場合と同様、時間性という人間の存在構造こそが、背景的意味を身につけた存在の仕方を支えているという意味で、時間性は背景的意味の根幹をなしているのである。

†気遣い／関心と時間性

それでは「気遣い／関心」と「時間性」との関係はどうであろうか。ハイデガーは、現存在の「気遣い」という在り方をその根本で支えているのが「時間性」の構造であることを明らかにしていた。それは、「気遣い」が未来に向けての、過去を踏まえながらの、道具や他者や自分自身への気遣いに他ならないからであった。ベナーらも、「関心」は「時間を通じて変化する」以上、明らかに「時間的」だと述べて、親の関心が子供の成長と成熟につれて変わっていくという具体例を挙げている。たしかに、たとえば中学や高校や大学の受験を控えた子をもつ親の気遣い／関心の変化などを思い浮かべれば、子供の成長とともに、先駆ける未来が時間を通じて変化し、踏まえられる過去も積み重ねられて、それによって気がかりとなる物事、大事に思われ巻き込まれつつ関わる関心事が変化していくことは、容易に理解できるであろう。

すでに述べたように、現象学的人間観にとって鍵となる概念、そして看護にとっても第一義的である視点は、「気遣い／関心」なのだが、その「気遣い／関心」という在り方を根底で支え、可能にしているのは、過去の一切の経験を踏まえ、何らかの未来へと先駆けつつ現在を生きている「時間性」という人間の存在構造に他ならない。この意味で、時間性は「気遣い／関心」の根幹もなしているのである。

†状況と時間性

最後に、「状況」と「時間性」との関係である。両者もまた密接な関係にあり、時間性が根幹であろうことは、しかし、すでに述べてきたことから明らかであろう。すなわち、人が身体化した知性の能力と背景的意味に応じて、またとりわけその人の気遣い／関心の在りようによって、そのつど特有の意味を帯びた「状況」に巻き込まれるものであること、しかも「身体化した知性」「背景的意味」「気遣い／関心」のいずれもが「時間性」を根幹にしていることを踏まえれば、「状況」の根幹にも「時間性」の構造があることは、容易に察せられるだろう。

たとえば、上で述べた受験を控えた子をもつ親が巻き込まれている「状況」を考えてみよう。それがどのような「状況」であるのかは、親が子を気遣いつつ、どのような未来を先取りし、どのような過去を踏まえているかによって理解されるはずである。このように、人が「気遣い／関心」によって巻き込まれ、身を置いている「状況」もまた、「時間性」を根幹にして理解されるのである。

†「病い」経験の理解における時間性の重要性

以上のように、未来を先取りしつつ過去を踏まえながら現在を生きるこの時間性という構造は、身体化した知性、背景的意味、気遣い／関心、状況という四つの視点の根幹をなしている。とすれば、人が疾患に罹ったとき、どのような病いを経験しているのかを理解し、その患者に対してどのような医療ケアが必要かを考える際にも、この時間性という視点がきわめて重要になることは明らかであろう。

本書冒頭で紹介した物作りの職人の例をまた思い出していただきたい。彼は末期腎不全となり、血液透析（ＨＤ）で時間を取られ、手の感覚も鈍ってしまい、仕事であり生きがいでもある物作りが思うようにできず、とても辛いという「病い」を経験していた。この「病い」は、物作りが彼にとって最大の「関心」事であったがゆえの経験であったが、時間性に着目すれば、それは、この最大の関心事である物作りが今後できなくなるかもしれない未来が先取りされ、そのため生き生きと仕事をしていた過去がいっそう思い出されてきて、思うように仕事ができない現在がとても辛い、ということなのである。

したがって、患者の「病い」経験を理解するためには、どのような未来が先取りされ、どのような過去を踏まえ、どのように現在を経験しているのかを見る視点が重要になるのだが、このとき、とりわけ鍵となるのは、未来の先取りという契機、すなわちその患者がどのような未来を先取りしているのかを見る視点であろう。というのも、この患者の場合、最大の関心事である物作りが今後できなくなるかもしれない未来が先取りされるからこそ、生き生きと仕事をしていた過去がいっそう思い出され、現在がとても辛かったのだと察せられるからである。

したがって、一般に、患者の病い経験に向き合い、患者をケアするためには、今よりも少しでも良い未来を患者が先取りできるような対処を行うことが重要になってくる。実際、この物作りの職人の場合には、「自分の好きな物作りを最後までしたい、それ以外には何も望まない」という彼の気遣い／関心を受けとめ、腹膜透析（ＰＤ）へと療法が変更された。これは、最大の関心事である物作りが少しでも思うようにできるより良い未来をこの患者が先取りできるような対処に他ならなかった。この患者は、この療法変更によって、自宅で腹膜透析をしつつ、自宅近くの工房で好きな物作りを続けながら命を全うされたのである。

私は先に、未来の先取りを重視するハイデガーと、過去の積み重ねに重きを置くベナーの時間性の理解の微妙な差異に触れ、未来に向けて何かへと先駆け、それを志向するという契機のほうが、ケアの営みを考えるうえではより重要だと述べたが、それは、以上のように考えるからなのである。

†患者の病い経験の構造的・発生的成り立ちの理解のために

いずれにせよ、患者が疾患をどのような病いとして経験しているのかを理解するためには、その患者がどのような未来を先取りし、どのように過去を受けとめ、現在をどのように経験しているのかを理解しようとする「時間性」という視点が欠かせないことは、以上からして明らかであろう。それは、患者の病い経験の、とりわけ「発生的成り立ち」を理解しようとする視点であるが、この視点は、これまで述べてきた身体化した知性、背景的意味、気遣い／関心、状況という四つの視点の根幹をなし、各々の視点は、「気遣い／関心」を鍵としつつ、相互に有機的なつながりをなしているのであった。

とすれば、患者の病い経験とその構造的・発生的成り立ちを理解し、〈患者をトータルにみること〉に基づく医療ケアを行うためには、患者がどのような時間を生きているのかを理解しようとする〈時間性〉という視点を根幹に据えつつ、その患者の〈身体化した知性〉の能力がどのような状態であるのか、その患者の持つ〈背景的意味〉はどのようなものなのか、そしてとりわけ、その患者にとっての〈気遣い／関心〉、すなわちその患者にとって大事に思われ、志向性が向けられている関心事は何なのか、そしてその気遣い／関心によってその患者はどのような〈状況〉に巻き込まれているのかを、患者と関わり、対話をする中で理解しようと努力することが大切になる。ベナーらの現象学的人間観は、以上のことを私たちに教えてくれているのである。

第五章

患者をトータルにみるということ

――安らぎを目指して

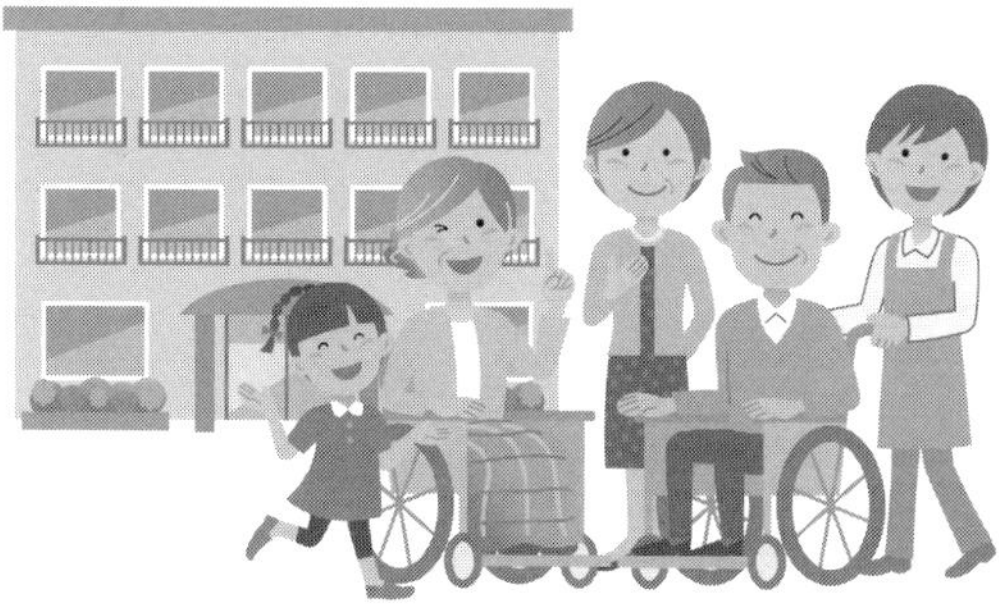

〈患者をトータルにみること〉の現象学的解明を通じて医療ケアを問いなおそうとしてきた本書は、前章までの考察で、〈患者をトータルにみること〉がどういうことなのか、そのためにはどのような視点が必要であるのかを、おおよそ明らかにすることができた。とりわけ、前章で取り上げたベナーらの現象学的人間観は、私たちに多くの示唆を与えてくれるのである。

しかし、ベナーらは『現象学的人間論と看護』において、「ハイデガーとメルロ＝ポンティの著作に基づく」この現象学的人間観をベースにして、さらに独自の現象学的看護理論を展開していく。その特徴は、「生きられている経験としての健康と病いに照準を合わせ」、「看護実践」を「人が病いというストレスに対処していくのを手助けする（helping people cope with the stress of illness）」営みとして捉えたうえで、そのような看護実践がいかなるものであるのかを理論的に明らかにしていくところにある。そして、看護師の患者への「気遣い／関心」に基づいて、患者の「病い」がもつ「意味」やその連関としての「物語（story）」を五つの視点から――「気遣い／関心」を鍵概念としつつ「時間性」を根幹として――理解しようと努め、患者が病いというストレスに対処し、それを切り抜けていくのを手助けするところに看護実践の本質があることを明らかにしていくのである。

ベナーらはそのさい、医学的に捉えられた「疾患」に対して、「生きられた経験」としての「病い」を対置して重視したのと同様に、健康についても「生きられた経験としての健康」を、「安らぎ（well-being）」という独自の現象学的健康概念として提示している。筆者の見るところでは、この「安らぎ」という概念も、〈患者をトータルにみること〉に密接に関わっており、〈患者をトータルにみる医療ケア〉を通じてこそ、「安らぎ」は成就されると考えられる。そこで、本最終章ではまずこの「安らぎ」について論じることから、考察を始めたい。

†「安らぎ」という健康概念

ベナーらによれば、「健康（health）」とは、身体に「疾患のない状態」のことではない。現象学的人間観の立場に立つとき、健康は、「心と身体と精神を統合的に捉える見方」に基づき、「状況づけられた可能性」という考え方に立脚して、心身統合的な「安らぎ」として理解されなければならない。では、その「安らぎ」とは何か。ベナーらによれば、それは、「人の持つ可能性とその人の実際の実践と生きられている意味との間の適合・調和（congruence between one's possibilities and one's actual practices and lived meanings）」として定義され、「人が何か・誰かを気遣うとともに、自分も誰かから気遣われていると感じること（caring and feeling cared for）」に基づくものである。

「人の持つ可能性とその人の実際の実践と生きられている意味との間の適合・調和」とは、一見難しそうな定義だが、「人の持つ可能性」が、その人にとって何か大事に思われることが見いだされたとき——すなわちその人が何か・誰かに対して「気遣い／関心」を抱いたとき——に開かれるものであるとベナーらが別の箇所で述べていることを踏まえれば、「安らぎ」とは次のような状態であることが分かる。つまり、何かが大事に思われ、そのことを実際に実践できて、その実践に肯定的な意味を感じられる——そのとき人は、たとえ疾患があって状況づけられた在り方をしていたとしても、「安らいでいられる」のだと。

このような「安らぎ」は、「自分の置かれた状況のなかで自分に可能なこと（＝状況づけられた可能性）を見出して実行しているという経験」であるので、「完全に身体化した（fully embodied）」心身統合的な経験だとベナーらは言う。しかも、それは、その人が何か・誰かを気遣うだけでなく、その人も「誰かから気遣われていると感じる」ことから生み出される。この「誰かから気遣われていると感じる」、すなわち誰かから大事に思われていると感じるという点も、「安らぎ」の実現にとって決定的に重要だ。

だとすれば、「安らぎ」とは結局、自分の置かれた状況のなかで、自分に可能な、自分にとって大事に思われることがらが見いだされてそれを気遣うことができ、また人から自分も大事に思われ、気遣われていると感じるなかで、自分にとって可能なその関心事を

（場合によっては人から手助けしてもらいながらも）自分で実際に実践でき、その実践に意味を感じられる——そのような心身統合的な、生きられた経験なのである。

†「安らぎ」の回復と増進

ベナーらはこのような「安らぎとしての健康」の回復と増進こそが、看護の目指すべきものだと考えている。ここで再度、強調しておきたいのは、こうした「安らぎ」としての健康は、たとえ疾患があったとしても、否、終末を迎えようとする患者であっても実現可能だ、ということである。

本書で何度も取り上げている、あの末期腎不全の物作りの職人のことを、また思い起こしていただきたい。彼は、末期腎不全という疾患によって、血液透析（ＨＤ）に時間を取られ、手の感覚も鈍ってしまい、仕事でもあり生きがいでもある物作りが思うようにできずにとても辛いという「病い」を経験していた。しかし、幸い、彼は、自分の大好きな物作りを最期までしたい、それ以外には何も望まないという彼の気遣い／関心が、転院先の医師や看護師たちに受けとめられ、医学的にも可能だとして、腹膜透析（ＰＤ）に療法が切り換えられた。彼の「病い」経験に対する医療者たちのこうした対処によって、彼は、自宅で腹膜透析を行いつつ、最期まで自宅近くの工房で好きな物作りをしながら命を全うした。彼は、末期腎不全という疾患を患いながらも、自分にとって一番大事な物作りを再び続けることができるようになった。彼は、「安らぎ」を回復し、おそらくは最期まで「安らいでいられた」に違いないのである。

†人から気遣われていると感じること

この事例で、もう一つ注意しておかなければならないのは、この職人の「安らぎ」が、周囲の人々の彼に対する気遣い／関心に支えられており、しかもこの周囲の人たちの自分への気遣いを彼自身が感じとっていたということである。彼にとって一番大事な物作りを最期まで続けられるようにすることは、実は、彼の妻も切に望んでいたことであり、このことは、「大好きな物作りを最期までしたい、それ以外には何も望まない。妻もそれを望んでいる」という職人本人の言葉によって、転院先の医療者に伝えられていた。そこからは、彼の気遣い・関心事を妻が大事に受けとめ、この妻の彼に対する気遣いを、彼自身が感じていたことが窺われる。彼は、自らが妻から気遣われていることを確かに感じとっていたのである。

しかしそれだけではない。この職人は、転院先のこの病院に来るまでに、いくつかの病院を転々とし、末期腎不全と診断され、血液透析（ＨＤ）が導入されていたのであったが、私が転院先のこの病院で直接にこの職人と妻から話を伺ったとき、「この病院では初めての診察のとき、○○先生〔主治医〕から、『これからどう生活していきたいですか。一番大事にしたいことは何ですか』と聞かれてとても驚いた。これまでの病院で、こんなことを聴かれたことは一度もなかったから」と彼らが語ったことが、とても印象に残っている。

つまり、彼らは、転院したこの新たな病院の医師が、これまでの病院の他の医師たちとは異なり、この職人と妻の気遣い／関心事に関心を向け、彼らが少しでもより良い未来を先取りできるよう気遣ったことで、自分たちがこの医師から気遣われていることを確かに感じ取ったのだ。彼らはそのとき、「この先生は信じられる」と感じたそうだ。自分たちの気遣い／関心を受けとめる気遣い／関心を医師が示し、それを彼らが感じたことで、信頼関係が生まれたのだ。

まさに、ベナーらが言うように、「気遣い」こそが、患者と医療者との信頼関係を築き、それが「安らぎ」を実現する。「安らぎとしての健康が到来するのは、人が自己への健全な気遣いをもち、何か・誰かを気遣い、自分自身も人から気遣われていると感じるとき、つまり自己と身体と他者たちを信頼するときなのである」。

†安らぎは気遣いのネットワークにおいて実現する

しかし、さらに、この職人の「安らぎ」が、医師のみならず、看護師や心理士など病院の医療スタッフ、さらにはケアマネージャーや透析機器メーカーの人たちにも支えられて成り立っていたことにも注目しておきたい。

第一章で述べたように、腹膜透析（ＰＤ）は、自宅で就寝中に透析ができ、通院も月一～二回で済み、日常生活の自由度が増す療法だが、腹部に挿入されるカテーテルの出口部の衛生面の管理や、自宅での透析機器の操作、それに日々の食事における塩分制限などの自己管理が十分に行われないと成り立たない療法である。このため、彼と妻の気遣い／関心を受けとめた医療スタッフたちは、自宅での十分な自己管理ができるよう、本人のみならずご家族とも十分に話し合って、彼らに合わせた指導を行い、在宅のケアマネージャーや透析機器メーカーの人たちをも巻き込んで、自宅に赴いて機器操作の技術指導なども行った。これらは、本人と妻の気遣いを受けとめた周囲の人々の、彼らに対する気遣いによる実践に他ならない。

私は、医療機器メーカーのスタッフによる自宅での機器操作の技術指導にも同行させていただいたが、このスタッフは、患者の容体や自宅の状況の細かな点に気づき、それに応じた機器操作のためのちょっとした工夫やアドバイスを行っていた。思うに、こうしたことができたのは、まさにこのスタッフの患者への気遣い／関心があったからこそであろう。

このように、この職人の「安らぎ」は、医師のみならず、その他の医療スタッフや、ケアマネージャー、透析機器メーカーの人たちの気遣いにも支えられて成り立っていた。まさに、ベナーらが言うように、安らぎは「具体的な人間関係と状況の中に埋め込まれている」ものなのである。（なお、わが国で今後展開が求められている「地域包括ケア」ではとりわけ、このような多職種の人たちの気遣いのネットワークが、ますます求められることになるだろうが、そうした気遣いのネットワークこそが、地域で暮らす患者やその家族の「安らぎ」を実現することとは、秋山正子が『つながる・ささえる・つくりだす――在宅現場の地域包括ケア』で報告している「暮らしの保健室」の実践において示されていることも、ここに付記しておきたい。）

†患者をトータルにみること――「安らぎ」の実現のために

さて、ベナーらは、看護が目指す究極の目標について次のように述べている。「疾患」についての医学的な知をもち、同時に患者が疾患によって経験することになる「病い経験」の「意味」を理解することのできる「看護師」が、患者に対して「その人がそう在りたいと思っている在り方でいられるように力を与える（empower the Other to be what he or she wants to be)」「支持と助勢（advocacy and facilitation）」の気遣いこそが、「看護関係における究極の目標」なのだと。「その人がそう在りたいと思っている在り方」——それがその人にとっての「安らぎ」の在り方であることは、今や明らかであろう。また、「その人がそう在りたいと思っている」安らいだ在り方を目指して、「患者のもとに共に居合わせ（to presence oneself, to be with a patient）」、患者を支える看護実践を行うことが、「患者に真に寄り添う（stand truly alongside the patient）」看護であることも見てとれるであろう。

　しかし、翻って見れば、これは、看護だけの目標ではない。患者一人ひとりに対して、最期まで患者に寄り添い「その人がそう在りたいと思っている在り方でいられるように力を与える」ことは、医療ケア全般に当てはまる究極の目標ではないだろうか。しかし、「その人がそう在りたいと思っている在り方」としての「安らぎ」が具体的にどのようなものであるのかは、その患者の気遣い／関心がどのようなものであるのか、その患者が具えている身体化した知性、その患者が身につけている背景的意味、その患者が置かれている状況がどのようなものであるのか、その結果、その患者がどのような「病い」を経験しているのかによって、患者一人ひとり異なってくる。しかも、人はそのつど何らかの未来を先取りし、それまでの過去を解釈しながら現在を生きているので、病状が変わり状況が変化すれば、望む「安らぎ」もまた異なってくるであろう。

いずれにせよ、患者一人ひとりに対して、その患者に寄り添い、「その人がそう在りたいと思っている在り方」としての「安らぎ」の回復と増進を目指すためには、患者と関わり、対話をする中で、患者一人ひとりに向き合い、彼らの病い経験とその構造的・発生的成り立ちに着目し、彼らをそのつどトータルにみようとする視点が重要になる。〈患者をトータルにみること〉によってこそ、患者の「安らぎ」は実現するのだ。しかも、患者一人ひとりをトータルにみるそうした営みを根底で支えるのが、医療者の患者に対する気遣い／関心に他ならないことを、ベナーらの現象学的人間観は教えてくれるのである。

†予想される反論に対して

しかし、このように述べると、すぐさま、次のような反論が返ってきそうである。確かにそうだ。患者一人ひとりをトータルにみて、その人が望むような在り方でいられるように医療ケアを施すことができれば、それが理想だ。しかし現実はそうはいかない。毎日多くの患者を診察し、業務に追われ、しかも病院や診療所は、改定が繰り返される診療報酬制度のなかで経営を考えていかなければならない状況だ。患者一人ひとりに費やせる時間は限られている。患者一人ひとりを十分に気遣ってなどいられないのだと。

確かにそうかもしれない。超高齢社会を迎え、多くの患者を、病院などの医療施設だけでなく、地域全体で支えケアしていく「地域ケア社会」への移行が喫緊の課題であるわが国において、医療や介護のシステム、そしてそれらを支える法や経済、社会のシステムの整備・拡充という観点を抜きにした医療ケアに関する議論は、机上の空論のように思われるかもしれない。

しかし、「はじめに」で述べたように、本書は、右のような法的・経済的・社会的な観点とは異なる別の視点から、すなわち、そもそも人が病いを患うとはどういうことなのか、病いをケアするとはどういうことなのかを、現象学という哲学の視点から根本的に見つめ直してみようとするアプローチである。地域包括ケアによる地域ケア社会への移行が不可避な今後のわが国の医療においては、患者やその家族をたんに医学的な観点からだけでなく、地域や在宅でトータルにみることがますます重要になると考えられるが、求められるそうした医療ケアに必要な視点について、本書は、人間という存在に関する現象学の哲学的洞察を踏まえて、根本的に考えようとしてきたのである。こうした考察は、読者によっては観念的な議論と映るかもしれないが、しかし、人間存在に関する深い哲学的洞察を踏まえた原理的な考察として、きわめて重要なものだと筆者は考えている。

そこで、最後に、引き続き現象学という哲学とそれに基づく現象学的人間観の視点から、

〈患者をトータルにみること〉によって実現されうる医療者と患者のケアしケアされる関係についてさらに考察することで、本書を締めくくりたいと思う。

†トランスアクション

医療者と患者のケアしケアされる関係について考察するにあたって、ここで注目したいのは、ベナーらが人間と状況との関係を明らかにする際に用いている「トランスアクション（transaction）」という概念である。この概念には、すでに本書第四章の「4 状況」で少し触れておいたが、状況によって人が規定されるとともに、人も状況に働きかけるという、人と状況との間の双方向的な関係を表すこの「トランスアクション」という概念は、『現象学的人間論と看護』では「応接」と訳されている。もともとは、ベナーらが（哲学者ドレイファスとともに）大きな影響を受けた心理学者ラザルス（Richard S. Lazarus, 1922-2002）の用語であるこの「トランスアクション」は、ラザルスとフォルクマンとの共著『ストレスの心理学』では、人間と環境との「ダイナミックな、相互に補い合う、双方向的な関係（a dynamic, mutually reciprocal, bidirectional relationship）」として定義され、人間と環境とがたんに「相互作用（interaction）」するのではなく、人間と環境の諸要因が互いに結びついて「より高次の（higher-order）」「新しい一つの関係的意味（a new relational meaning)」が形作られる事態を意味するのだとされている。

とすれば、ベナーらが人と状況との関係に関して「トランスアクション」という概念を用いる場合、ポイントは、たんに両者が相互に作用するというだけでなく、状況が人に影響を与えるとともに、人も状況に働きかけることによって、状況も人も相互に変化して、人と状況との新たな（より高次の）関係が生まれる点にあることになろう。この事態を表すのに、「応接」という訳語はわかりにくいように思われるので、本書では試みに「相乗作用」という訳語を充ててみたい。

たとえば、人は自らの関心とそれまでの経験によってそのつどの状況を生きているが、人生行路の様々な段階で、進学、就職、結婚、離婚、失業、退職等々といった新たな状況に遭遇する。このとき、何がどれだけ大事に思われるかというその人の「関心」が変化し、当の状況が再解釈されたり、自らのこれまでの経験が新たに理解され直したりするということが起こりうる。たとえば、夫婦どちらかが癌宣告を受けたことによって、それまで冷え切っていた夫婦仲が回復したり、逆にそれまで仲睦まじかった関係が壊れたりする事態が起こりうることは、容易に想像がつくだろう。このような場合、新たな状況に遭遇することで、人の関心が変化し、そのことによって過去の経験が再解釈されたり、当の状況が再解釈されたりして、こうした人と状況との「相乗作用」によって、人と状況の新たな関係が生じてくるのである。

†ケアすることとケアされること

このような相乗作用は、医療の現場において、医療者と患者との間にも起こりうるはずだ。それは、医療者にとっても、患者にとっても、診察、治療、看護の現場が、各々の関心において、各々がそこに巻き込まれて関わらざるを得ない「状況」であるからである。このときの相乗作用は、次のような事態であると考えられる。

たとえば、看護師にとって、ある患者が気にかかり、大事に思われて、その患者に巻き込まれつつ関わる看護師のケアの営みが発動したとき、この看護師の気遣いを患者が「気遣われている」と感じ、この気遣いに何らかの仕方で応答するとすれば、このとき患者の側にも変化が生じる。それは、看護師の気遣いを感じ、それを受け入れ、応答する患者の側の看護師への気遣いだ。そしてこの患者の側の変化を看護師が感じ、それに促されることで、看護師のさらなるケアの営みが発動する。それは、看護師と患者との、看護師の気遣いと患者の気遣いとの、まさに「相乗作用」なのである。

このことは、人を気遣い世話をするケアの営みが、医療者から患者への一方向的なものでは決してないことを示している。医療者の患者への気遣いは、患者に感じられ、受けとめられれば、そのことによって、患者から医療者への気遣いとなって返ってき、それが医療者の患者へのさらなる気遣いに繫がっていく。ケアすることがケアされることに繫がり、そしてケアされることが、さらなるケアに繫がっていく。医療者と患者との関係は、医療者が一方的にケアを行い、患者が一方的にケアされるという関係では決してないのである。

すでに私たちは第二章3において、メルロ＝ポンティが「間身体性」という事象を発見したことに言及したとき、患者の身体に触れることは、患者の身体から触れられることであり、患者から見れば、看護師から触れられることは、看護師に触れることでもあって、そうした〈触れる―触れられる〉の相互反転と相互交流のなかで、ケアという営みが成り立っていることを明らかにしたが、ケアという営みそのものも、ケアすることとケアされることとの相互反転において成り立つものなのだ。現象学という哲学とそれに基づく現象学的人間観の視点から見た場合、医療者と患者とは原理的に、お互いケアしケアされ、それによってさらに新たな関係が生まれていく相乗作用的な関係として捉えられうるのである。

†患者さんからケアされる

実際、これまで筆者が関わってきた看護師たちは、しばしば、自分は「患者さんがいてくださるから看護師としてそこに立っていられる」、「患者さんとのあのできごとがあったからこそ、これまで看護師を続けられてきた」と語っていた。確かに、患者が一人もいなければ、看護師という資格があったとしても、看護師として存在することはできない。看護師としての存在は、患者の存在によって支えられている。しかし彼女たちは、それだけのことを言っているわけではないだろう。患者とのさまざまな関わりのなかで、看護師たちは患者から気遣われ、ケアされたと感じる経験をもつ。それが看護師としての存在を、そして彼女たちのケアの営みを、支えているのだと思われる。

とはいえ、患者は看護師を意図的にケアしようとしているわけでは（必ずしも）ない。しかし、看護師の患者へのケアを、患者が受けとめ、何らかの仕方でそれに応答することで、そうした患者の在り方そのものが、看護師のケアの営みを支えることになる。それは、回復した患者からの「ありがとう」という言葉かもしれないが、もしかしたら、歩行も発話も困難な寝たきりの患者を入浴させたときの、ポッとなった患者の赤い頬であったり、ツヤツヤになった肌であったりするかもしれない。看護師は、自らのケアに対して、このような（必ずしも意図的ではない）仕方で応答してくる患者の存在をも受けとめているのだ。そうしたことが、患者から気遣われ、ケアされたと感じる経験、ケアすることでケアされたと感じる経験を形作っているのではないだろうか。それが、ケアすることの喜びにも繋がっているように、私には思われる。

†医療者の「安らぎ」

それだけではない。「ケアすることでケアされたと感じる経験」は、医療者の「安らぎ」にも通じる。ベナーらの「安らぎ」の概念を思い出していただきたい。それは、「人の持つ可能性とその人の実際の実践と生きられている意味との間の適合・調和」であり、「人が何か・誰かを気遣うとともに、自分も誰かから気遣われていると感じること」から生まれるものであった。医療者は、〈患者をトータルにみる〉ことによってこそ、患者が「そう在りたいと思っている在り方」としての「安らぎ」の実現に向けた医療ケアを行うことができるのであったが、医療者がそのようにして患者を気遣い、医療ケアを実践した際に、患者がそれを受けとめ、それに対して何らかの仕方で応答することによって、医療者が患者から「気遣われたと感じる」ことがあるのだとすれば、そのときにこそ、医療者自身も自らのケアの実践に意味を感じ、「安らぎ」を経験することになる。現象学という哲学とそれに基づく現象学的人間観の視点は、〈患者をトータルにみる〉ことによる患者の「安らぎ」を目指した医療ケアの実践が、翻って、医療者の「安らぎ」にも繋がることを明らかにするのである。

†共に人間であり仲間であること

〈患者をトータルにみる〉ことは、さらに、医療者も患者もともに、傷つきやすい人間であり仲間であるという自覚をも生みだしてくれる。〈患者をトータルにみる〉ために必要な視点として前章が明らかにしたのは、身体化した知性、背景的意味、気遣い／関心、状況、時間性という五つの視点であった。その人にとって、何が気にかかり大事に思われているのか（気遣い／関心）、その人の身体化した知性の能力はどのような状態なのか、その人が身につけている背景的意味はどのようなものなのか、その人は自らの関心と身体化した知性と背景的意味によって、どのような状況に巻き込まれているのか、そしてその人はどのような時間を生きているのか。こうした視点から患者を理解しようと努めることによって、その患者が疾患によってどのような「病い」を経験しているのか、その経験の成り立ちが見えてき、患者をトータルにみることが可能になるのであった。

しかし、この現象学的人間観の五つの視点は、患者観ではなく人間観なのだから、患者だけに当てはまるのではなく、医療者も含めて人間全般に当てはまる、人間存在の基本構造を表現するものである。むろん、その人にとって大事に思われているその関心事がどのようなものであるのか、身体化した知性の能力がどのような状態であるのか、どのような背景的意味を身につけているのか等々によって、人はそれぞれ個別の経験をもつ異なる存在である。しかし、患者も医療者も、人間である限り、「身体的存在」として「実存的な時間構造」をもち、「共通の関心」や「共通の文化的背景」など、「さまざまな共通性（commonalities）」をもっている。だからこそ、ベナーらは、——認識論的には患者を理解しきることはできないかもしれないとしても——存在論的には患者の抱く関心や身につけている背景的意味に近づくことが十分に可能だと考えていたわけである。

第三章で紹介したトゥームズは、『病いの意味』の末尾で、次のように述べている。医師は自然科学的態度で患者の「疾患」を対象化して捉えるだけでなく、そうした自然科学的理解を一時棚上げして、患者によって生きられている「病い」経験に目を向け、患者が経験している「実存的な苦境（existential predicament）」を理解する必要がある。医師は科学者としての役割を果たしているだけでなく、患者に「向き合い（face-to-face）」患者を「癒す者（healer）」として、「医師―患者関係における仲間（colleague in the physician-patient relationship）」としての役割も担っているのだ、と。

「医師―患者関係における仲間」という表現は、いろいろな理解の仕方ができそうだが、患者がいなければ医師は医師として存在することができない、患者あっての医師だ、ということをたんに述べているだけではないだろう。自然科学者として患者を医学的に対象化して診るだけでなく、そうした見方を一時棚上げし、患者に「向き合う」ことによってこそ、医師は疾患によって患者が味わっている「実存的な苦境」を初めて理解することができるようになる。そしてそのことによって医師は、今は自分ではなく目の前の患者が疾患によって辛い病いを経験し、自分は医師としてその患者に向き合っているが、いつかは自分も疾患に罹り、辛い病いを経験する患者になりうることに気づく。したがってその意味では、医師も患者も、疾患に罹り病いを経験しうる人間としての運命を共有する「仲間」なのだ——そうトゥームズは述べているのだと私は捉えたい。そうであってこそ、医師は患者を「癒す者」となれるのだろう。そして、もしこの理解が正しいとすれば、医師も患者も同じ仲間であるということの自覚は、本書がこれまで明らかにしてきた、患者の病い経験とその成り立ちを理解しようとする〈患者をトータルにみる〉視点によってこそ、可能になるはずである。

アメリカ医学界の頂点を極めた心臓専門医バーナード・ラウン（Bernard Lown, 1921-）が、著書『失われた癒しの技（*The Lost Art of Healing*）』において、「同じ人間として、医師が恐怖や苦痛にさいなまれる患者の運命を思いやり」、患者と「対等」の関係に立って「患者の心の声を聴くこと」の重要性を、そしてそのことによって患者を「癒すこと（healing）」の重要性を強調していることも、ここに付記しておきたい。

†傷つきやすい存在としての共通の人間性

人間のもつ共通性について、ベナーは、近年、フーパー－キリアキディス、スタナードとの共著『看護ケアの臨床知』の第二版で加筆された部分において、次のように述べている。「すべての人間は、身体的存在であるがゆえに傷つきやすく、苦痛を経験する有限な存在であり、だれもが悲劇に見舞われる可能性があるという共通の人間性を分かち持っている」（… all human beings share a common humanity of embodiedness, vulnerability, suffering, finitude, and the possibility of tragedy）と。私は、こうした「共通の人間性」を自覚することと、そして人間として同じ運命を共有していることに思いを致すことこそが、他者への気遣いと患者へのケアを可能にする決定的な要素だと思うが、ここで言われている「身体的存在」であるがゆえに「傷つきやすく、苦痛を経験する有限な存在」であるというこの「共通の人間性」が、『現象学的人間論と看護』において現象学的人間観の五つの視点として提示された人間の存在構造に基づいていることは、本書でのこれまでの考察を経てきた読者には、もはや明らかなことであろう。

†患者に向き合い寄り添う医療ケア

医学的知識を具えることで医療者が自然科学的・医学的に患者を診る心の習慣をもってしまいがちになるのだとしたら、そうした医療者が、患者をたんに医学的に対象化して診るだけでなく、患者に向き合い、患者が経験している「病い」を理解し、人間誰もが傷つきやすい仲間であることを自覚するためには、自然科学的なものの理解、医学的なものの見方をいったん棚上げ（エポケー）して、〈患者をトータルにみる〉ことが必要だ。いや、患者をトータルにみようと努力することによってはじめて、自然科学的なものの理解、医学的なものの見方がおのずから棚上げされていくと言ったほうが良いかもしれない。本書が明らかにした〈患者をトータルにみる〉ための五つの視点はどれも、自然科学的な方法で数値化して捉えることのできないものだからである。そして〈患者をトータルにみる〉ことによってこそ、患者がそう在りたいと思っている在り方でいられるよう患者のもとに居合わせ、患者に力を与える、患者に寄り添う医療ケアも可能になる。本書はそのことを、そしてそのために必要な視点を、現象学という哲学とそれに基づく現象学的人間観の視点から考察してきた。それは、〈患者をトータルにみる〉ことで可能となる〈患者に向き合い寄り添う医療ケア〉に、現象学という哲学の立場から向き合い寄り添おうとする一つの試みであった。

終わりに——患者になりうる者として

一つのエピソードを添えて、本書を締めくくりたい。

何年か前、看護師たちが哲学カフェの手法を用いた「ナーシング・カフェ」で看護について語り合ったときの出来事である。ある大阪の看護師が、東日本大震災の後、被災地に支援に行ったが、避難所で何もすることがなく、たこ焼きを焼いていただけだった、看護ができずに帰ってきた、と語ったことをきっかけに、たこ焼きを焼くことは看護ではないのか、では看護とは一体何なのか、議論が盛り上がった。いろいろな見方、考え方があると思う。しかし、私は、被災地に行き、避難所でたこ焼きを焼くことも、十分に看護実践だったのだと思う。家を流され、行く当てもなく、これからどうなるのかの見通しもまったく立たない。風邪をひいても、持病が悪化しても、薬は底をつき、病院自体も被災している。そのようななかで、医療者である看護師がそこにいてくれる。そして、少しでも調子がおかしくなれば、様子を見てもらえる。たとえ実際には、たこ焼きを焼いていただけだったとしても、被災した人々と時を一緒に過ごし、そうした安心感を人々に与えることができたというだけで、私は十分な看護実践だったと思う。

　このことは一見すると、私も含めて医療者でない者が、医療者にまずもって期待するのは、医学的な知識と医療技術であることを示しているように思われるかもしれない。しかし、医療者が「そこに居合わせてくれている」そのこと自体が、被災した人々にとっての「安心感」の重要な要素を成していたにちがいないことを、けっして見逃してはならないだろう。医療者が時を一緒に過ごし、寄り添ってくれている。人々は、大阪から医療者がやってきて、自分たちのためにそこにいてくれるそのことだけで、医療者から自分たちが大事に思われ、気遣われていると感じたに違いない。「安らぎ」が体験されるためには、その人が誰かから大事に思われ・気遣われていると感じることが欠かせない要素であったが、このことは、安らぎを目指したケアが、相手をどれだけケアしたかではなく、相手がどれだけケアされたと感じたかに係《かか》っていることを示している。避難所における医療者の存在は、それだけで人々がケアされたと感じるものであったにちがいない。医療者がそこにいて寄り添ってくれることは、まぎれもなくそれだけで「安らぎ」を目指したケアの実践であったのである。

　医療者の存在はこのように、傷つきやすくいつでも患者になりうる存在である私たちにとって、欠かすことのできない安心と安らぎの元である。その医療者が、専門的知識と専門的技能を携えつつ、私たちをトータルにみて、疾患のみならず、それに伴う「病い」の経験をも理解しようとしてくれたら、どれほど安心で安らいでいられるであろうか。本書はそのような思いで、そしてこれまでに出会うことのできた素敵な医療者たちへの感謝の気持ちを込めて、執筆された。

あとがき

本書は、ちくま新書のシリーズ「ケアを考える」の一冊として、病いを患うとはどういうことか、病いを患う人をトータルにみてケアするとはどういうことかを、「現象学」という哲学の立場からあらためて見つめ直してみようとした試みである。

現象学を専門とする哲学研究者である私は、かれこれ一七年ほど前に、本書で取り上げたベナー／ルーベルの『現象学的人間論と看護』に出会って看護の現象学的研究に関心を持ち、それ以来、看護師や看護教員、看護学者、医師など、医療者の方々と交流しながら、看護ケア、医療ケアという営みについて現象学の立場から考察を続けてきた。この間、その成果を論文や講演という形でいくつか公にしてきたが、こうして拙いものとはいえ、考察の成果の一部を一冊の書物として世に問う機会を得たことは、筆者として大きな喜びである。

本書が成り立つに至った経緯について、少しだけ触れておきたい。本書の原型となったのは、東京大学大学院医学系研究科講師で本書にも登場する医師・孫大輔先生からお声がけいただき、二〇一五年五月に第七九回東京大学医学教育セミナーで行った講演「患者をトータルに見るということ―〈ケアの現象学〉の立場から」であった。筆者は、ほぼ同じ内容の講義を、同年八月の「医療・介護従事者のための死生学　二〇一五年度夏季セミナー」（東京大学大学院人文社会系研究科　死生学・応用倫理センター主催）でも「患者をトータルにみるとはどういうことか―現象学的視点から」と題して行ったが、この講義を筑摩書房ちくま新書編集長（当時）の永田士郎氏が聴いてくださり、この内容で一冊新書を書いてみないか、とお誘いくださったのである。

医療者の方々との交流において、「何か現象学の良い入門書はありませんか」と尋ねられる経験を重ね、医療者向けの格好の入門書が見当たらないなかで、自ら「ケアの現象学」に関する入門書を書きたいと望むようになっていた私は、絶好の機会だと思い、即座にお引き受けしたのだが、講演や講義と書籍とでは事情が異なり、執筆には二年近い年月を要することとなった。執筆にあたって、あらためて文献にあたったり、考えなおしたりしたことも多く、これまでに出会った医療者の方々を思い浮かべながら、現象学という哲学やベナーらの現象学的人間観について解説する作業は、私にとっても意義深く、実りも多く、とても楽しいものであった。

本書は、医療を中心に、広くケアに関わる方々、ケアに関心をもつ方々を主な対象とした、「ケアと医療の現象学」についての「入門」的な書物なので、本書全体を通して、学問上・研究上の専門的な厳密さより、分かりやすさ・読みやすさが優先されている。とくに第二章の「現象学」に関する解説は、哲学を専門とする方々には厳密でない、十分でないと感じられるかもしれない。しかしこれは、看護を中心とする医療者の方々との長年の交流のなかで筆者が体得した、相手に伝わりやすい（と思われる）語り方であり解説の仕方なので、そのように理解していただければ幸いである。

また、もともとの原稿では、参考文献からの引用は、洋書の場合、原著と邦訳を対照し、逐一、両方の引用箇所を本文中に挿入していたが、新書という性格上、本書では一部を除いて引用箇所の表示はすべて割愛した。トゥームズやベナーらのテキストからの引用は、原著を参照し、邦訳の表現を理解しやすいと思われる形に一部変更してもいるので、この点もご了解いただきたい。

これから「現象学」という哲学をベースに医療ケアや看護ケアについて考察や研究を行いたいと考えている読者の方々にとっては、本書の「現象学」や「現象学的人間観」に関する解説は、「現象学」という哲学への良き道案内になることと思う。しかし、実際に現象学的研究を進める場合には、本書の内容を踏まえつつも、さらにご自身が取り組むテーマに即した、「事象そのものの方から」考察を立ち上げていく、さらなるアプローチが必要になるだろう。その際に導きとなる書物として、松葉祥一／西村ユミ編『現象学的看護研究――理論と分析の実際』（医学書院、二〇一四年）と西村ユミ／榊原哲也編『ケアの実践とは何か――現象学からの質的研究アプローチ』（ナカニシヤ出版、二〇一七年）をお薦めしておく。

個人情報への配慮もあり、一々お名前を挙げることは差し控えたが、本書の成立にあたっては、本書でお名前を挙げた医療者の方々以外にも、少なからぬ医師や看護師、そして患者やその家族の皆さんにたいへんお世話になった。これらの方々との交流がなければ、本書は生まれなかったと言ってよい。篤くお礼を申し上げたい。

また、ケアの哲学的考察を目指しながら、さまざまな事情が重なり、家族へのケアの実践がまるでできていない筆者を、いつも変わらずに支え続けてくれている妻と息子にも、この場を借りて感謝の言葉を述べたい。

なお、本書の出版にあたっては、先述の筑摩書房・永田士郎氏と、実際の編集にあたってくださったちくま新書編集部・藤岡美玲氏にたいへんお世話になった。ここに記して感謝の意を表したい。

二〇一八年五月吉日

榊原哲也

本書は日本学術振興会科学研究費助成事業（科学研究費補助金）基盤研究（B）（一般）「医療現象学の新たな構築」（平成二八～三〇年度）（研究代表者：榊原哲也）の研究成果の一部である。

参考文献

はじめに

平成29年版高齢社会白書（内閣府）（http://www8.cao.go.jp/kourei/whitepaper/w-2017/zenbun/pdf/1s1s_01.pdf）

厚生労働省HP「地域包括ケアシステム」サイト（http://www.mhlw.go.jp/stf/seisakunitsuite/bunya/hukushi_kaigo/kaigo_koureisha/chiiki-houkatsu/）

小林美希『ルポ　看護の質――患者の命は守られるのか』，岩波新書，2016年.

村上智彦『最強の地域医療』，KKベストセラーズ，2017年.

第一章

Arthur Kleinman, *The Illness Narratives. Suffering, Healing and the Human Condition*, Basic Books, 1988.（アーサー・クラインマン『病いの語り――慢性の病いをめぐる臨床人類学』，江口重幸／五木田紳／上野豪志訳，誠信書房，1996年）

Patricia Benner & Judith Wrubel, *The Primacy of Caring. Stress and Coping in Health and Illness*, Addison Wesley, Menlo Park, 1989.（ベナー／ルーベル『現象学的人間論と看護』，難波卓志訳，医学書院，1999年）

山本信『哲学の基礎』，北樹出版，1988年．とくに100–101，103–105頁.

第二章

Edmund Husserl, *Ideen zu einer reinen Phänomenologie und phänomenologischen Philosophie. Erstes Buch, Allgemeine Einführung in die reine Phänomenologie*. Hrsg. von Karl Schuhmann, Husserliana Bd. III/1, III/2, Martinus Nijhoff, 1976.（フッサール『イデーンI-1』,『イデーンI-2』，渡辺二郎訳，みすず書房，1979，1984年）

Edmund Husserl, *Ideen zu einer reinen Phänomenologie und phänomenologischen Philosophie. Zweites Buch, Phänomenologische Unter-*

suchungen zur Konstitution. Hrsg. von Marly Biemel, Husserliana Bd. IV, Martinus Nijhoff, 1952.（フッサール『イデーンII-1』,『イデーンII-2』, 立松弘孝／別所良美／榊原哲也訳, みすず書房, 2001, 2009年）
Edmund Husserl, *Cartesianische Meditationen und Pariser Vorträge*. Hrsg. von S. Strasser, Husserliana Bd. I, 2. Auflage, Martinus Nijhoff, 1963.（フッサール『デカルト的省察』, 浜渦辰二訳, 岩波文庫, 2001年）
Edmund Husserl, *Zur Phänomenologie der Intersubjektivität. Texte aus dem Nachlass*. Hrsg. von Iso Kern, Husserliana Bd. XIII, XIV, XV, Martinus Nijhoff, 1973.（フッサール『間主観性の現象学――その方法』,『間主観性の現象学II――その展開』,『間主観性の現象学III――その行方』, 浜渦辰二／山口一郎監訳, ちくま学芸文庫, 2012, 2013, 2015年）
Edmund Husserl, *Die Krisis der europäischen Wissenschaften und die transzendentale Phänomenologie. Eine Einleitung in die phänomenologische Philosophie*. Hrsg. von Walter Biemel, Husserliana Bd. VI, 2. Auflage, Martinus Nijhoff, 1962.（フッサール『ヨーロッパ諸学の危機と超越論的現象学』, 細谷恒夫／木田元訳, 中公文庫, 1995年）
榊原哲也「フッサール」(野家啓一責任編集『哲学の歴史』第10巻, 中央公論新社, 2008年所収).
榊原哲也『フッサール現象学の生成――方法の成立と展開』, 東京大学出版会, 2009年.
Martin Heidegger, *Sein und Zeit*, 1927.（この書物の邦訳は数多く存在するが, 読みやすいものとして, 原佑／渡邊二郎訳『ハイデガー存在と時間』I, II, III［中公クラシックス, 2003年], 高田珠樹訳『存在と時間』[作品社, 2013年] の二つを挙げておく.）
Maurice Merleau-Ponty, *Phénoménologie de la perception*, Gallimard, Paris, 1945.（メルロ＝ポンティ『知覚の現象学 1』, 竹内芳郎／小木貞孝訳, みすず書房, 1967年；メルロ＝ポンティ『知覚の現象学 2』, 竹内芳郎／木田元／宮本忠雄訳, みすず書房, 1974年）
Maurice Merleau-Ponty, *Signe*, Gallimard, 1960.（メルロ＝ポンティ『シ

ーニュ 2』，竹内芳郎監訳，みすず書房，1970 年）
デカルト『方法序説』，谷川多佳子訳，岩波文庫，1997 年．
デカルト『省察』，山田弘明訳，ちくま学芸文庫，2006 年．
デカルト『情念論』，谷川多佳子訳，岩波文庫，2008 年．
S. Kay Toombs, *The Meaning of Illness. A Phenomenological Account of the Different Perspectives of Physician and Patient*, Kluwer Academic Publishers, Dordrecht / Boston / London, 1993.（S. カイ・トゥームズ『病いの意味 ── 看護と患者理解のための現象学』，永見勇訳，日本看護協会出版会，2001 年）．
西村ユミ『看護実践の語り』第 4 章，新曜社，2016 年．

西村ユミ『語りかける身体：看護ケアの現象学』，ゆみる出版，2001 年．

榊原哲也「看護と哲学 ── 看護と現象学の相互関係についての一考察」，『看護研究』第 49 巻 4 号，2016 年，258-266 頁．

第三章

S. Kay Toombs, *The Meaning of Illness. A Phenomenological Account of the Different Perspectives of Physician and Patient*, Kluwer Academic Publishers, Dordrecht / Boston / London, 1993.（S. カイ・トゥームズ『病いの意味 ── 看護と患者理解のための現象学』，永見勇訳，日本看護協会出版会，2001 年．
孫大輔『対話する医療 ── 人間全体を診て癒すために』，さくら舎，2018 年．

高山義浩『地域医療と暮らしのゆくえ ── 超高齢社会をともに生きる』，医学書院，2016 年．

Edmund Husserl, *Ideen zu einer reinen Phänomenologie und phänomenologischen Philosophie. Zweites Buch, Phänomenologische Untersuchungen zur Konstitution.* Hrsg. von Marly Biemel, Husserliana Bd. IV, Martinus Nijhoff, 1952.（フッサール『イデーン II-1』，『イデーン II-2』，立松弘孝／別所良美／榊原哲也訳，みすず書房，2001，2009 年）

第四章

Patricia Benner, *From Novice to Expert. Excellence and Power in Clin-*

ical Nursing Practice, Commemorative edition, Prentice-Hall, Upper Saddle River, 2001.（パトリシア・ベナー『ベナー 看護論 新訳版――初心者から達人へ』，井部俊子監訳，医学書院，2005 年）

Patricia Benner & Judith Wrubel, *The Primacy of Caring. Stress and Coping in Health and Illness*, Addison Wesley, Menlo Park, 1989.（ベナー／ルーベル『現象学的人間論と看護』，難波卓志訳，医学書院，1999 年）

S. Kay Toombs, *The Meaning of Illness. A Phenomenological Account of the Different Perspectives of Physician and Patient*, Kluwer Academic Publishers, Dordrecht / Boston / London, 1993.（S. カイ・トゥームズ『病いの意味――看護と患者理解のための現象学』，永見勇訳，日本看護協会出版会，2001 年）

Patricia Benner, Patricia Hooper Kyriakidis, Daphne Stannard, *Clinical Wisdom and Interventions in Acute and Critical Care. A Thinking-in-Action Approach*, Second Edition, Springer, New York, 2011.（ベナー／フーパー－キリアキディス／スタナード『ベナー 看護ケアの臨床知――行動しつつ考えること』第 2 版，井上智子監訳，医学書院，2012 年）

Patricia Benner, Christine Tanner, Catherine Chesla, *Expertise in Nursing Practice. Caring, Clinical Judgement, and Ethics*, Second Edition, Springer, 2009.（ベナー／タナー／チェスラ『ベナー 看護実践における専門性――達人になるための思考と行動』，早野 ZITO 真佐子訳，医学書院，2015 年）

高山義浩『ホワイトボックス――病院医療の現場から』，産経新聞出版，2008 年.

高山義浩『地域医療と暮らしのゆくえ――超高齢社会をともに生きる』，医学書院，2016 年.

Hubert L. Dreyfus, *Being-in-the-World. A Commentary on Heidegger's* Being and Time*, Division I*, The MIT Press, Cambridge, Massachusetts / London, England, 1991.（ヒューバート・L. ドレイファス『世界内存在――『存在と時間』における日常性の解釈学』，門脇俊介監訳，榊原哲也／貫成人／森一郎／轟孝夫訳，産業図書，2000 年）

Patricia Benner, "The Tradition and Skill of Interpretive Phenomenology in Studying Health, Illness, and Caring Practices", in: Benner, P. (ed.), *Interpretive Phenomenology. Embodiment, Caring, and Ethics in Health and Illness*, Thousand Oaks / London / New Delhi: Sage, 1994, pp. 99–127, esp. pp. 104f.（パトリシア・ベナー編『ベナー　解釈的現象学――健康と病気における身体性・ケアリング・倫理』［相良－ローゼマイヤー　みはる監訳，医歯薬出版，2006 年］所収，「健康・病気・ケアリング実践についての研究における解釈的現象学の流儀と技能」93–118 頁，とくに 97–98 頁）

第五章

Patricia Benner & Judith Wrubel, *The Primacy of Caring. Stress and Coping in Health and Illness*, Addison Wesley, Menlo Park, 1989.（ベナー／ルーベル『現象学的人間論と看護』，難波卓志訳，医学書院，1999 年）

秋山正子『つながる・ささえる・つくりだす――在宅現場の地域包括ケア』，医学書院，2016 年.

Richard S. Lazarus & Susan Folkman, *Stress, Appraisal, and Coping*, Springer, New York, 1984, pp. 293–294.（ラザルス／フォルクマン『ストレスの心理学――認知的評価と対処の研究』，本明寛／春木豊／織田正美監訳，実務教育出版，1991 年，292 頁）

S. Kay Toombs, *The Meaning of Illness. A Phenomenological Account of the Different Perspectives of Physician and Patient*, Kluwer Academic Publishers, Dordrecht / Boston / London, 1993.（S. カイ・トゥームズ『病いの意味――看護と患者理解のための現象学』，永見勇訳，日本看護協会出版会，2001 年）

Bernard Lown, *The Lost Art of Healing. Practicing Compassion in Medicine*, Ballantine Books, 1999.（バーナード・ラウン『治せる医師・治せない医師』，小泉直子訳，築地書館，1998 年；バーナード・ラウン『医師はなぜ治せないのか』，小泉直子訳，築地書院，1998 年）

またラウンが 96 歳にして肺炎で入院した際に関わった研修医の記事（Rich Hoseph, "Doctors, Revolt!", The New York Times, Sun-

day Review, Feb. 24, 2018: https://www.nytimes.com/2018/02/24/opinion/sunday/doctors-revolt-bernard-lown.html）も，医療における「癒し」の重要性を指摘していて，興味深い．

Patricia Benner, Patricia Hooper Kyriakidis, Daphne Stannard, *Clinical Wisdom and Interventions in Acute and Critical Care. A Thinking-in-Action Approach,* Second Edition, Springer, New York, 2011.（ベナー／フーパー－キリアキディス／スタナード『ベナー 看護ケアの臨床知――行動しつつ考えること』第2版，井上智子監訳，医学書院，2012年）

ちくま新書
1333-2

医療《いりょう》ケアを問《と》いなおす
——患者《かんじゃ》をトータルにみることの現象学《げんしょうがく》

（シリーズ　ケアを考える）

二〇一八年七月一〇日　第一刷発行
二〇二五年四月二五日　第三刷発行

著者　榊原哲也（さかきばら・てつや）

発行者　増田健史
発行所　株式会社筑摩書房
東京都台東区蔵前二-五-三　郵便番号一一一-八七五五
電話番号〇三-五六八七-二六〇一（代表）
装幀者　間村俊一
印刷・製本　株式会社精興社

ISBN978-4-480-07158-3 C0247

ちくま新書

1333-1
持続可能な医療【シリーズ ケアを考える】
――超高齢化時代の科学・公共性・死生観
広井良典
高齢化の進展にともない増加する医療費を、将来世代にこれ以上ツケ回しすべきではない。人口減少日本の最重要課題に挑むため、医療をひろく公共的に問いなおす。

132
ケアを問いなおす
――〈深層の時間〉と高齢化社会
広井良典
高齢化社会において、老いの時間を積極的に意味づけてゆくケアの視点とは？　医療経済学、医療保険制度、政策論、科学哲学の観点からケアのあり方を問いなおす。

606
持続可能な福祉社会
――「もうひとつの日本」の構想
広井良典
誰もが共通のスタートラインに立つにはどんな制度が必要か。個人の生活保障や分配の公正が実現され環境制約とも両立する、持続可能な福祉社会を具体的に構想する。

1155
医療政策を問いなおす
――国民皆保険の将来
島崎謙治
地域包括ケア、地域医療構想、診療報酬改定。2018年に大転機をむかえる日本の医療の背景と動向を精細に分析し、医療政策のあるべき方向性を明快に示す。

1235
これが答えだ！　少子化問題
赤川学
長年にわたり巨額の税金を投入しても一向に改善しない少子化問題。一体それはなぜか。少子化対策をめぐるパラドクスを明らかにし、この問題に決着をつける！

277
ハイデガー入門
細川亮一
二〇世紀最大の哲学書『存在と時間』の成立をめぐる謎とは？　難解といわれるハイデガーの思考の核心を読み解き、西洋哲学が問いつづけた「存在への問い」に迫る。

1334
現代思想講義
――人間の終焉と近未来社会のゆくえ
船木亨
自由な個人から群れ社会へ。その転換を6つの領域――人間・国家・意識・政治・道徳・思考――で考察。AI化やポピュリズムで揺れ動く人類文明の行く末を探る。

ちくま新書

800
コミュニティを問いなおす
――つながり・都市・日本社会の未来
広井良典
高度成長を支えた古い共同体が崩れ、個人の社会的孤立が深刻化する日本。人々の「つながり」をいかに築き直すかが最大の課題だ。幸福な生の基盤を根っこから問う。

1209
ホスピスからの贈り物
――イタリア発、アートとケアの物語
横川善正
もてなしのアートに満ちあふれているイタリアのホスピス。その美的精神と、ケアの思想を深く掘り下げて紹介。死へと寄り添う終末期ケアが向かうべき姿を描き出す。

1009
高齢者うつ病
――定年後に潜む落とし穴
米山公啓
60歳を過ぎたあたりから、その年齢特有のうつ病が増加する⁉ 老化・病気から仕事・配偶者の喪失などの原因に対処し、残りの人生をよりよく生きるための一冊。

1025
医療大転換
――日本のプライマリ・ケア革命
葛西龍樹
無駄な投薬や検査、患者のたらい回しなどのシステム不全を解決する鍵はプライマリ・ケアにある。家庭医という「あなた専門の医者」が日本の医療に革命を起こす。

317
死生観を問いなおす
広井良典
社会の高齢化にともなって、死がますます身近な問題になってきた。宇宙や生命全体の流れの中で、個々の生や死がどんな位置にあり、どんな意味をもつのか考える。

914
創造的福祉社会
――「成長」後の社会構想と人間・地域・価値
広井良典
経済成長を追求する時代は終焉を迎えた。「平等と持続可能性と効率性」の関係はどう再定義されるべきか。日本再生の社会像を、理念と政策とを結びつけ構想する。

940
慢性疼痛
――「こじれた痛み」の不思議
平木英人
本当に運動不足や老化現象でしょうか。家族から大袈裟といわれたり、未知の病気じゃないかと心配していませんか。さあ一緒に「こじれた痛み」を癒しましょう！

ちくま新書

1060 哲学入門 戸田山和久

言葉の意味とは何か。私たちは自由意志をもつのか。人生に意味はあるか……こうした哲学の中心問題を科学が明らかにした世界像の中で考え抜く、常識破りの入門書。

666 高校生のための哲学入門 長谷川宏

どんなふうにして私たちの社会はここまできたのか。「知」の在り処はどこか。ヘーゲルの翻訳で知られる著者が、自身の思考の軌跡を踏まえて書き下ろす待望の書。

545 哲学思考トレーニング 伊勢田哲治

哲学って素人には役立たず？　否、そこは使える知のツールの宝庫。屁理屈や権威にだまされず、筋の通った思考を自分の頭で一段ずつ積み上げてゆく技法を完全伝授！

482 哲学マップ 貫成人

難解かつ広大な「哲学」の世界に踏み込むにはどうしても地図が必要だ。各思想のエッセンスと思想間のつながりを押さえて古今東西の思索を鮮やかに一望する。

008 ニーチェ入門 竹田青嗣

新たな価値をつかみなおすために、今こそ読まれるべき思想家ニーチェ。現代の我々をも震撼させる哲人の核心に大胆果敢に迫り、明快に説く刺激的な入門書。

020 ウィトゲンシュタイン入門 永井均

天才哲学者が生涯を賭けて問いつづけた「語りえないもの」とは何か。写像・文法・言語ゲームと展開する特異な思想に迫り、哲学することの妙技と魅力を伝える。

029 カント入門 石川文康

哲学史上不朽の遺産『純粋理性批判』を中心に、その哲学の核心を平明に読み解くとともに、哲学者の内面のドラマに迫り、現代に甦る生き生きとしたカント像を描く。

1151
地域再生入門
——寄りあいワークショップの力
山浦晴男
全国どこでも実施できる地域再生の切り札「寄りあいワークショップ」。住民全員が連帯感をもってアイデアを出しあい、地域を動かす方法と成功の秘訣を伝授する。

1129
地域再生の戦略
——「交通まちづくり」というアプローチ
宇都宮浄人
地方の衰退に伴い、鉄道やバスも消滅の危機にある。再生するためには「まち」と「公共交通」を一緒に変えるしかない。日本の最新事例をもとにその可能性を探る。

1238
地方自治講義
今井照
地方自治の原理と歴史から、人口減少やコミュニティ、憲法問題など現在の課題までをわかりやすく解説。市民が自治体を使いこなすための、従来にない地方自治入門。

853
地域再生の罠
——なぜ市民と地方は豊かになれないのか?
久繁哲之介
活性化は間違いだらけだ! 多くは専門家らが独善的に行う施策にすぎず、そのために衰退は深まっている。このカラクリを暴き、市民のための地域再生を示す。

941
限界集落の真実
——過疎の村は消えるか?
山下祐介
「限界集落はどこも消滅寸前」は嘘である。危機を煽り立てるだけの報道や、カネによる解決に終始する政府の過疎対策の誤りを正し、真の地域再生とは何かを考える。

992
「豊かな地域」はどこがちがうのか
——地域間競争の時代
根本祐二
低成長・人口減少の続く今、地域間の「パイの奪いあい」が激化している。成長している地域は何がちがうのか? 北海道から沖縄まで、11の成功地域の秘訣を解く。

1100
地方消滅の罠
——「増田レポート」と人口減少社会の正体
山下祐介
「半数の市町村が消滅する」は嘘だ。「選択と集中」などという論理を振りかざし、地方を消滅させようとしているのは誰なのか。いま話題の増田レポートの虚妄を暴く。